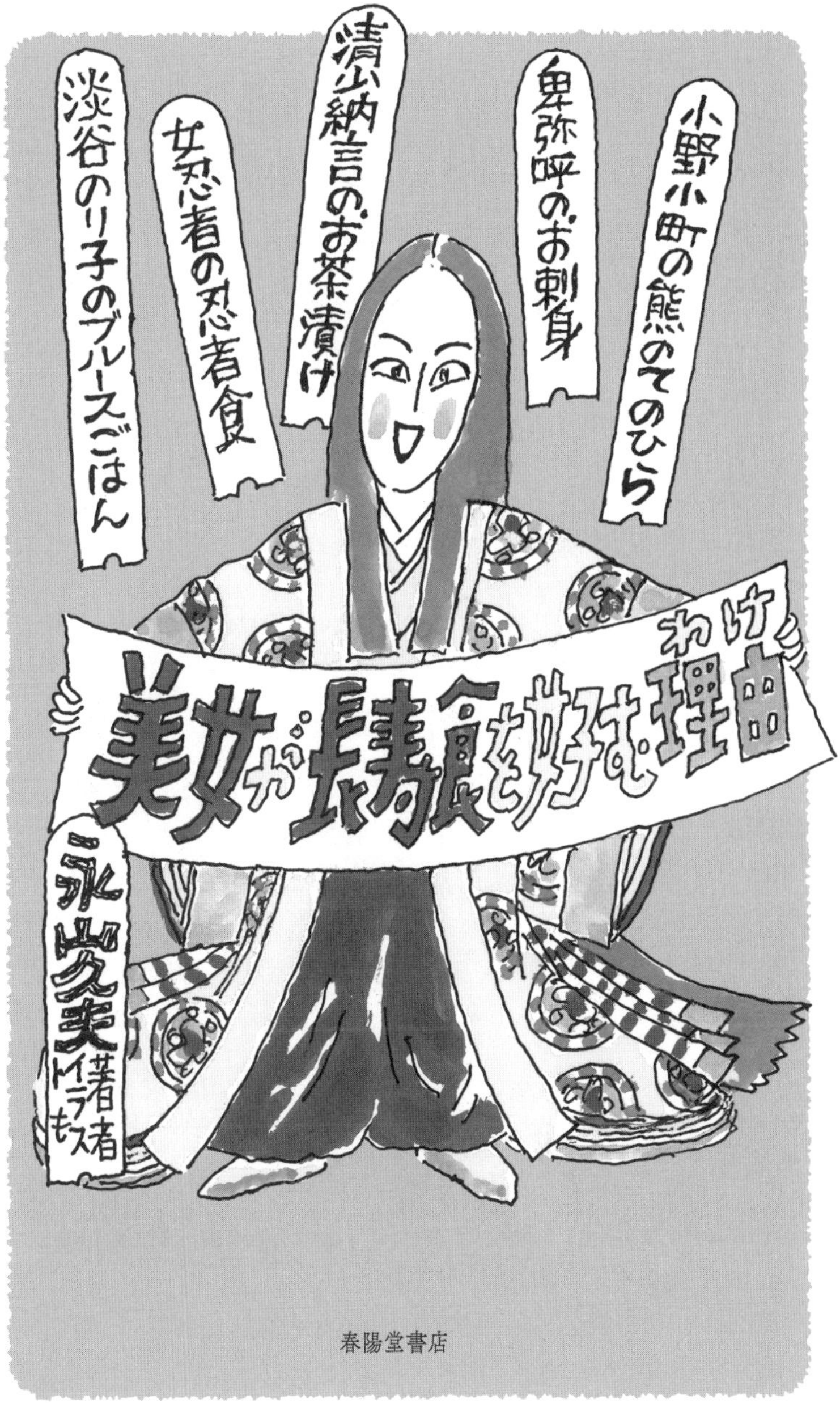
小野小町の熊のてのひら
卑弥呼のお刺身
清少納言のお茶漬け
女忍者の忍者食
淡谷のり子のブルースごはん
美女が長寿食を好む理由《わけ》
永山久夫
著者
イラストも著者

春陽堂書店

まえがき

美女は、食物の選択が上手です。

高齢になっても、若さを保ちたいから。若さ、美しさを補強する効果のある食物を、本能的、直感的にセレクトして食べているのです。

すると、体細胞もニコニコしながら、美容成分をとり込み、体中に老化が発生しないように養生してくれます。

そのような食事法をしていると、体も表情も、いつまでも若々しく、免疫力も強くなって、病気も寄りつきませんから、自然のままでのびのびと長生き出来たのではないでしょうか。

自然のままであれば、野菜や果物、魚、鳥、動物でも、生命力や機能性成分などが、ありのままでそっくりとれますから、現代にあふれるサプリメント以上の健康

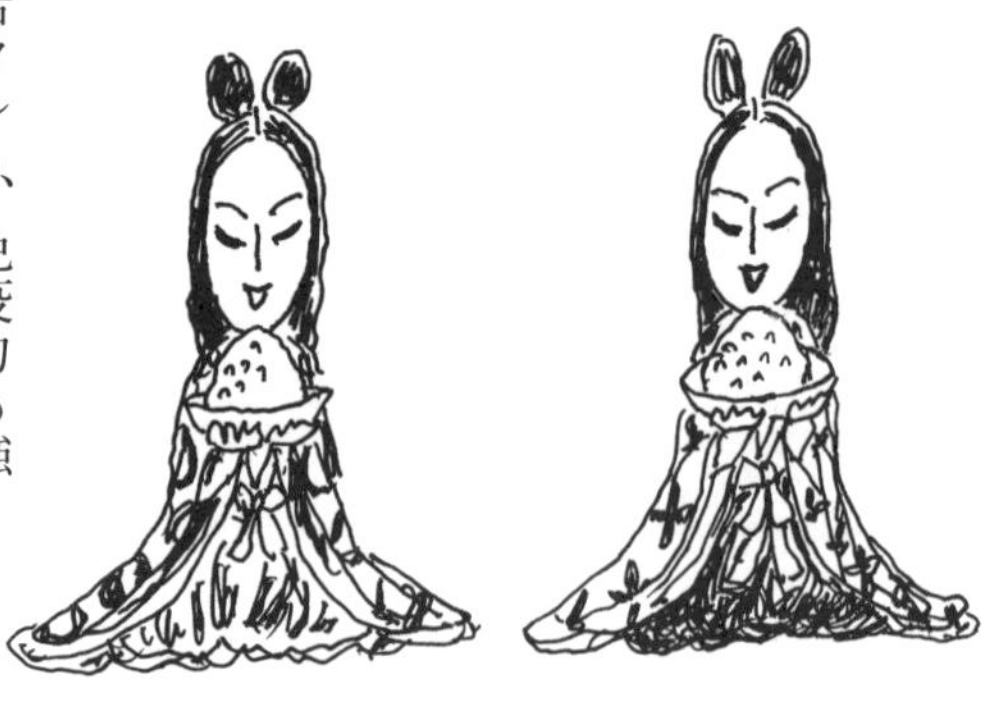

効果を発揮してくれたのです。

現在進行中のコロナ禍によって、免疫力の重要さを、現代人は思い知らされました。近々、新薬やワクチンも出廻るでしょうが、基礎的な健康力の重要性は変わりません。楽しい長生きを実現するためには、自前の健康パワーが何よりも大切であり、それは小野小町の時代であろうと、現代であろうと変わりません。

そのために、本書でご紹介した歴史上の美女たちが、共通してとっていたのが「野菜スープ」。卑弥呼《ひみこ》の時代は「菜茹《さいじょ》」と呼ばれ、古代から中世にかけては「熱物（羹）」、そして江戸時代から現代までは「味噌汁」です。

野菜スープは、ほんの一例でその他にもたくさんの「美女ごはん」を記述してあります。本書は、どの頁からでもお読みになれます。

どこから開いても、歴史上の美女たちの変化に富んだライフスタイルと、個性的な長寿食と美容食に出会うことになるでしょう。

美女が長寿食を好む理由《わけ》

もくじ

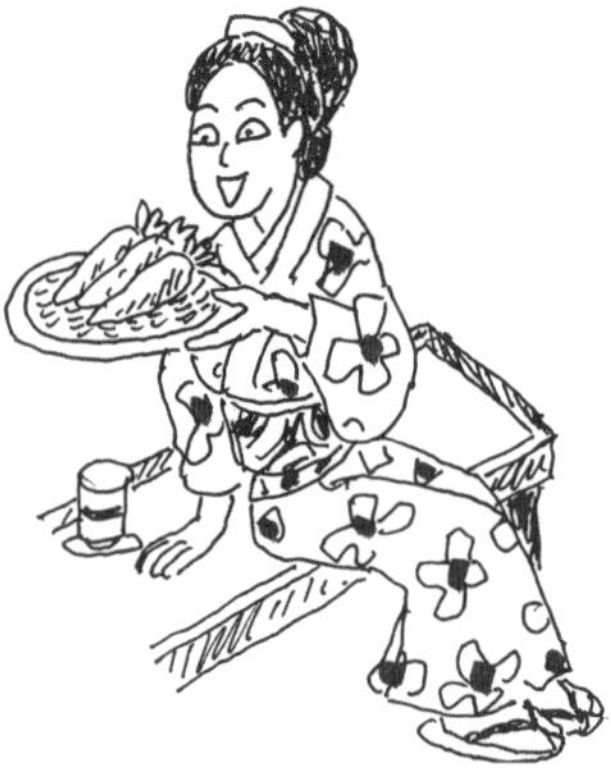

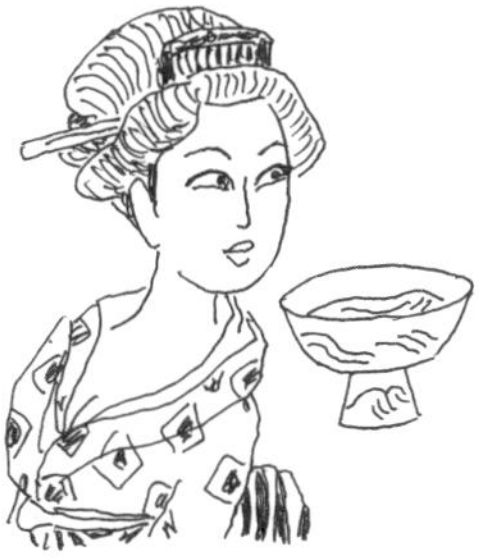

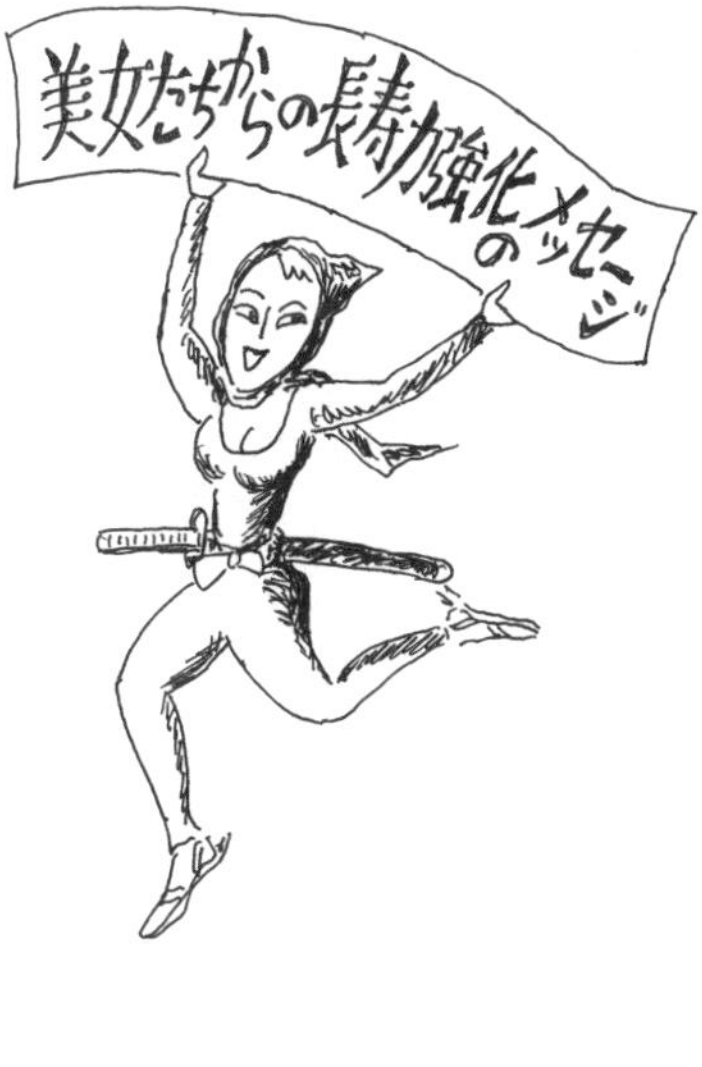
美女たちからの長寿力強化のメッセージ

第一章　縄文ビーナスの美容食

長寿に役立つ自然の食物

縄文人は、自然共存の天才です。

何にしろ、山や海など自然が供給してくれる食物だけで、一万年も生き続けてきたのです。後期になって、そばや雑穀などの初歩的な農耕を始めますが、基本は自然の生産物依存です。

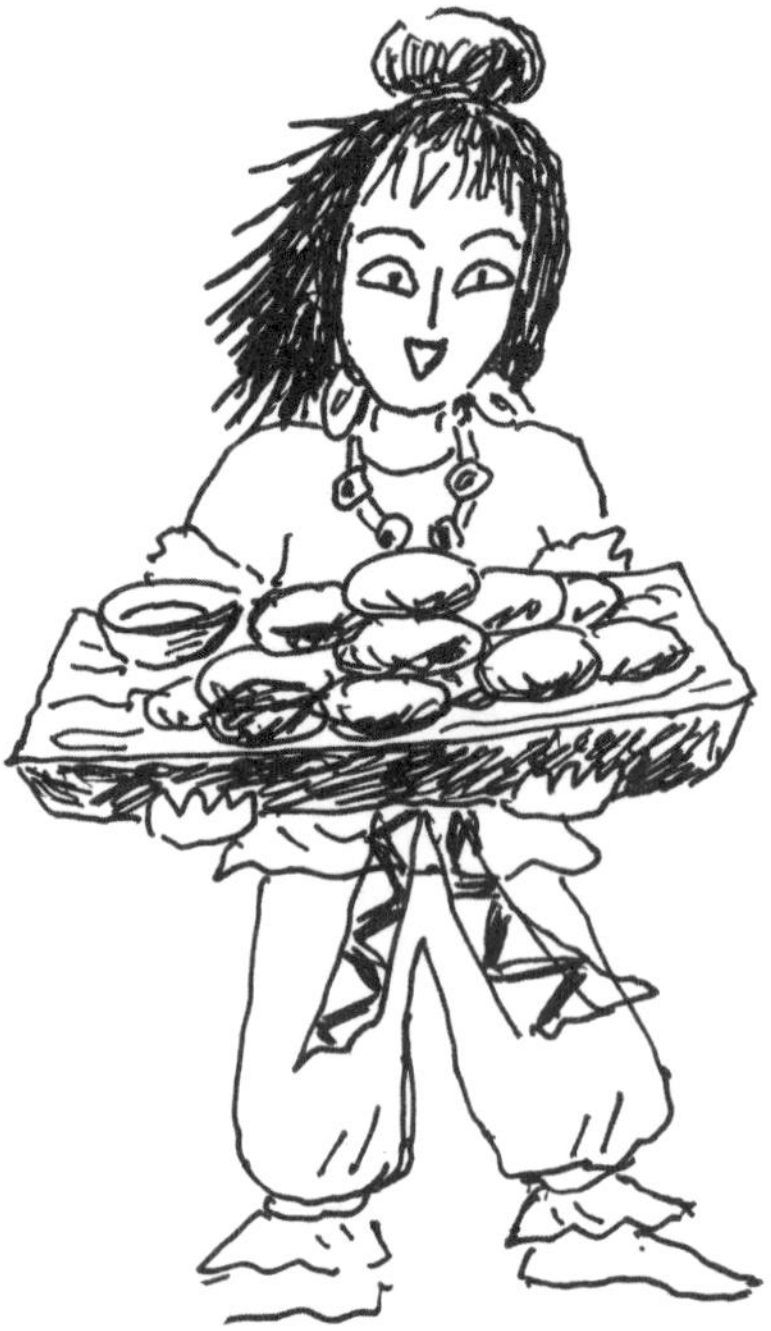

日本列島の自然は豊かで、生産能力も高く、山菜や木の実、それに魚介類も豊富だから、苦労して耕作しなくても豊かな食生活が継続できました。

縄文の村には、コンビニもスーパー、レストラン、居酒屋もありません。自分や家族で食べる物は、山や海へ行き、その時にとれる物を入手して持ち帰り、竪穴住居の中で料理して食べます。

縄文食の最大の特徴は「雑食性」の高さにあり、味の変化の極めて豊かな食文化と言ってよいでしょう。

したがって、栄養のバランスも意外によく、健康的な生活をしていたと考えられ、中にはずば抜けて長生きした縄文人も少なくなかったのではないかと推測できます。

山ブドウや木イチゴなどで作った果実酒もあり、マグロやタコの刺身、イノシシやクマ肉などのシチューもありました。

燃え盛る炎を象徴した火炎土器などをみても、縄文人は、芸術的な造形能力がきわめて高いことが分かります。

満月の夜など、村の広場では大がかりな焚火をかこみ、果実を発酵させた赤い酒を飲み、脂ののったイノシシやシカの焼き肉を頬張りながら、踊りあかして楽しんでいたのではないでしょうか。

踊る女神はクルミが大好き

火の粉をまき散らしながら、天空にかけ昇る炎の光を全身に浴び、村いちばんの豊満な体の美しい娘が、肌もあらわにして、くねくねと石の上で踊っています。

大きな乳房がゆれ、突き出た豊かな丸い尻が、右に左に動くたびに、それを目で追う村人たちの顔も、右に左に動いています。

踊る美しい娘の動作を見つめながら、粘土を懸命にこねて、何かを造る、白髪の老人がいます。八〇歳はとうにオーバーしているように見えるが、眼光は鋭く、手の動かし方は若々しい。

踊りが終わる頃に出来上がった、その粘土の造形物は、高さが三〇センチほどの「土偶」でした。

縄文土偶は、粘土で人形《ひとがた》にかたどられたもので、日本各地の縄文遺跡から出土しています。

大きな乳房や豊満な臀部にアクセントがあり、子孫を残すたくましい力を身につけた女性を、ちょっと誇大に表しているようです。縄文のビーナスとか女神などとも呼ばれています。

健康美に満ちた村の娘たちを育てていたのは、自然供給の豊かな食生活といってよいでしょう。季節ごとの生命力に満ちた旬の物を中心に、少しずつ多種類の食物をとるという縄文スタイルの食事法です。

村娘を含めて縄文人たちの食料の中心はクリやクルミ、トチの実などの堅果類で、これが活動するためのエネルギー源となっていました。

ナッツ系の中で人気があったのが、生食もでき、保存性も高いクリですが、並んでよく食べられていたのがクルミ。現在でも若返りの木の実として、女性に好かれ、人気がありますが、美容や健康、長寿に役立つ成分が堅い殻の中に、ぎゅっと詰まっているのがクルミです。

縄文クッキーとすいとん入り肉スープ

クルミの約七〇パーセントは、長寿効果のある脂質が中心です。美容作用でも話題を集めているオメガ3系脂肪酸のアルファ・リノレン酸が多く、血管の若返り効果で知られていますが、体内に入るとＤＨＡ（ドコサヘキサエン酸）やＥＰＡ（エイコサペンタエン酸）に変化します。

ＤＨＡは青魚に多い成分で、物忘れを防いで記憶力をよくし、不足すると認知機能が低下することが分かっています。ＥＰＡは、ご存じのように血液のサラサラ効果で人気があります。

クルミには他にも老化を防いで細胞の若さを維持するビタミンＥ、疲労回復に役立つビタミンB_1、認知症を防ぐ葉酸などが含まれています。

不老長寿成分の多い木の実で作った「縄文クッキー」もありました。クリやドングリなどを粉末にして、ヤマイモや野鳥の卵などをつなぎに入れて練り上げ、クッキー状に型どりして焼いたり、蒸したりしたもの。中には、イノシシやシカなどの肉を入れたものまであります。縄文時代後期になると、そば栽培が始まり、そば粉のクッキーやダンゴなども作られています。

中には、乾燥果物の入った甘いクッキーなどもあり、縄文時代の若いビーナス達によろこばれていたのではないでしょうか。

縄文かあさんのお得意料理に「すいとん入りの肉スープ」があります。骨つき肉で作ったスープの中に、木の実の粉を水で練り、指先でつまみ、落として汁といっしょに食べる料理。

季節にもよりますが、ミツバやノビル、セリ、フキなどの山菜、秋になればキノコなども用いられていたでしょうから、長寿食としても栄養的に申し分ありません。

肉はすべてジビエ（野生鳥獣の肉）ですから、多少の嚙みごたえはあっても、脂ののりがよく、煮ても焼いても、とろけるように美味です。

縄文ごはんはタンパク質がたっぷりですから、高齢者になっても体も頭の回転も若かったのではないでしょうか。

女神の若さを生んだ縄文ごはん

豊かな海から供給される魚も貝類もたくさん食用にしており、こちらも長寿成分の宝庫といってよいでしょう。

マグロのトロには長寿効果で脚光を浴びている必須脂肪酸のＤＨＡやＥＰＡが多い。これらの成分は、記憶力の向上や創作力を高め、心臓を丈夫にして血液をサラサラにするなどの効果があります。

これらの縄文ごはんは、すべて山や畑など大自然からの恵みなのです。自然を大切にすることによって、生活環境を守り、健康によい食生活を続けていたという点では、我々現代人よりも、よほど賢かったといえるのではないでしょうか。『あなたの歴史知識はもう古い！　変わる日本史』（日本歴史楽会著）によりますと、岩手県や千葉県の遺跡から出土した縄文人の骨を調べたところ、三二・五パーセント強は六五歳以上のものだったという、聖マリアンナ医科大学の長岡朋人先生の御研究もあります。

縄文人の中には、実は長生きし、しかも生涯現役で元気だった人も少なくなかったのです。

縄文村の踊るビーナスたちも、アクティブでした。かなり年をとっている筈なのに、髪は黒々としていて、しみもしわもほとんどない美しい表情で、満月の夜に、豊満な胸や臀部をくねらせて踊り続けていたことでしょう。「縄文ごはん」が、彼女たちの若さを支えていたのです。縄文のビーナス達の豊かなエロチシズムを表現しているのが、縄文土偶です。

第二章 卑弥呼《ひみこ》のスーパー長寿ごはん・菜茹《さいじょ》は野菜スープ

生涯独身だった卑弥呼

日本の古代史の中で、きわめて知名度の高い邪馬台国の女王・卑弥呼は、一八〇〇年ほど前に実在していた女性で、米食を中心とした食生活に恵まれ、うらやましいほどの長命でした。いってみれば、世界トップクラスの長寿国まで上りつめた現代日本の出現を予言したような女性なのです。

古代中国の史書である『魏志倭人伝』（『三国志』魏書東夷伝・倭人条）に、卑弥呼の死亡年が中国の年号で正始八年（二四七）前後とあります。女王に推されたのが一二、三歳の頃とみら

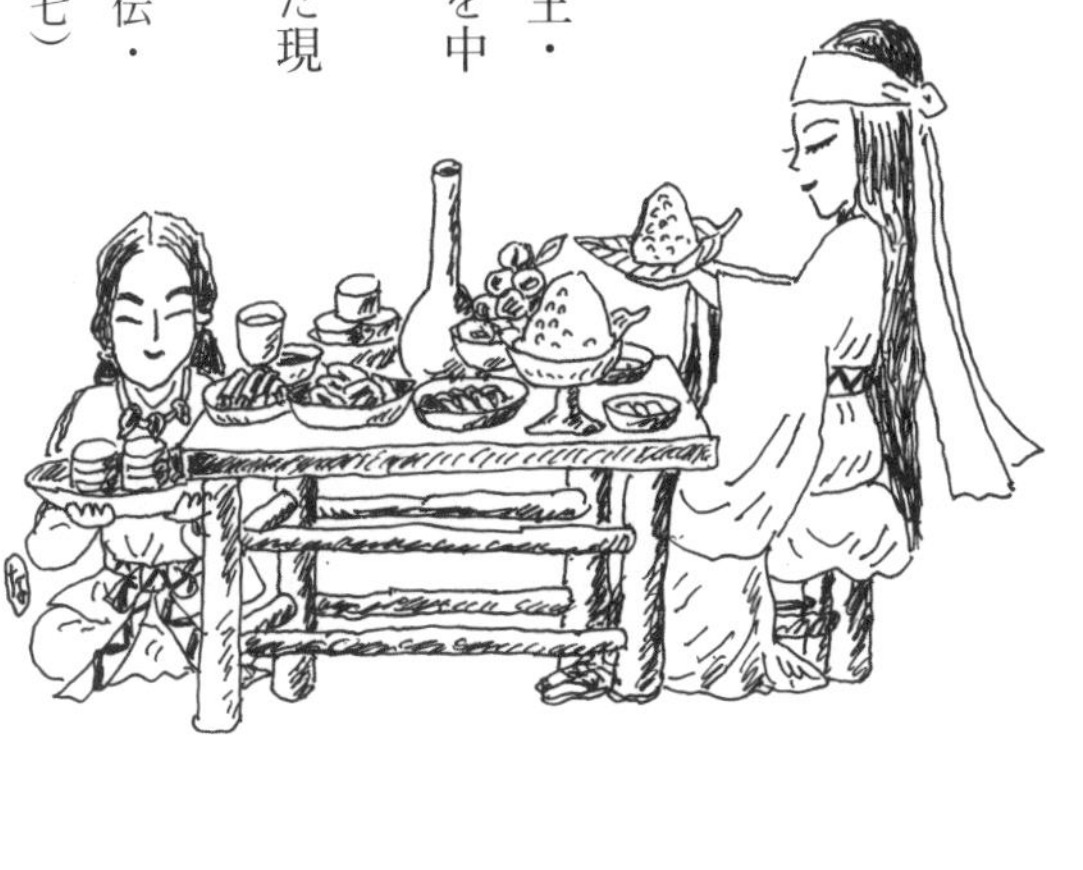

れ、西暦で一八〇年代。そこから逆算すると、死亡したのは八〇歳代となります。

卑弥呼は邪馬台国の女王であると同時に、周辺連合国の王でもありました。祭祀や神事などを行い、農作物の豊凶なども占うシャーマン（巫女）でもあり、その予言能力の高さで信用されていたようです。

卑弥呼について前出書は「年すでに長大なるも、夫婿《ふせい》なく」とあり、かなりの高齢者になってからも独身を通し、神に巫女として仕えていました。

卑弥呼の前の男王も、大変に長生きで、在位が「七、八〇年」と『魏志倭人伝』が伝えているのです。二〇歳前後で王位についたとすると、九〇歳から一〇〇歳位まで生存していたことになります。

女王の安定した政治力が行き渡り、食生活も豊かになり、邪馬台国をはじめとする倭（古代日本）の国々は、いずれも長寿国となり、古代中国の人たちも驚いています。

赤米と黒米の長寿力

『魏志倭人伝』の中に、「倭人は長命で、一〇〇年、あるいは八、九〇年まで生きる」とあります。

同書の後に、同じく中国で記された史書の『後漢書倭伝』にも、「多くは長命で、一〇〇余歳に至る者はなはだ多し」とあるのです。「倭人長命」の背景には、何があったのでしょうか。

稲作の普及によって、生活が安定したことが、まずあげられます。

当時の米は、赤米や黒米が中心で、赤や黒の色素はポリフェノールの一種のアントシアニンですから、邪馬台国の人たちの老化の進行をかなりおさえていた筈です。

毎日食べる赤いごはん、黒いごはんそのものが、長寿ごはんだったのです。

不老長寿を実現するための食文化は、他にもあり、前出書の「倭の国は温暖で、冬も夏も、生菜を食べる」というくだり。この中の「生菜」に注目いたしましょう。

「生菜」の「菜」は、野菜を示す場合が多いのですが、これが中国の史書であることを考えると、惣菜の「菜」、つまり、副食物ととらえるべきでしょう。

「生菜」は生食する「おかず」という意味で、生魚食、つまり、現在の「刺身」のこと。このよう生食文化は、縄文時代からの伝統的な風習であり、やがて、刺身は日本料理の中心に成長して行きます。

魚を生で食べる日本人の習慣は、外国人にとっては奇異に見えたようで、信長の時代に来日したポルトガル人のルイス・フロイスは『日本覚書』の中で、魚食文化の相違についてふれ、「ヨーロッパの人たちは、焼いたり、煮たりした魚を好む。日本人は生で食べることをはるかによろこぶ」と、生食に驚いています。

マグロ、カツオ、サバなどの魚の脂質には、脳の若さを保ち、血液の流れをサラサラとスムーズにして、体細胞を酸化から守るDHAやEPAが豊富に含まれていますが、これらの必須脂肪酸は生食することによって、効率的にとり入れることができます。

つまり、倭人たちが行っていた「生菜」という「生食」こそ、もっとも長命効果の高い食べ方でした。

女王のファイトケミカル・スープ

「生菜」と同じくらい重要なキーワードが『後漢書倭伝』の中に、「菜茹《さいじょ》」として登場してきます。

倭の国は温暖で、「冬夏生菜茹」です。

「菜」は副食物（おかず）であると同時に野菜という意味もあります。「茹」は茹でるという意味。副食物をさらに煮るとか茹でるということはあまりしないでしょうから、ここでの「菜」は野菜の菜とみてよいでしょう。

そうです。「菜茹」は「野菜スープ」のことなのです。弥生時代に栽培されていた野菜には、ゴボウ、シソ、カブ、ダイコン、ニンニク、ニラ、ネギ、アサツキ、サトイモ、ナガイモ、ミツバ、ショウガ、ミョウガなどがあり、フキやワラビ、ゼンマイ、ウド、ノビルなどの山菜系、キノコなども食用にされていたとみられています。

これらの中から何種類かの野菜、山菜、キノコなどを選んで、食べやすい大きさに切り、鍋形土器などでじっくりと煮込みます。味をよくするために、魚肉、あるいはイノシシなどの肉を入れる場合もあったでしょう。

調味料は、中国伝来の大豆をベースにして発酵させた豆醬（味噌のルーツ）がすでに用いられていたとみてまちがいありません。つまり、味噌汁のルーツです。

野菜には、ファイトケミカルという天然の機能性成分が多く、これらは煮ることによって、煮汁の方に出ますから、汁ごと食べるスープが一番長寿作用が高いことが分かっています。

ファイトケミカルは野菜の色や苦み、渋み、辛み、香りなどの成分で、抗酸化作用をはじめ、アンチエイジング作用や免疫力強化作用、抗ガン作用、ダイエット作用、デトックス作用などで知られています。

「菜茹」は、倭の国、そして卑弥呼たちの長寿に大きなパワーを発揮していた「ファイトケミカル（植物の機能性成分）・スープ」だったのです。現代のご家庭でも、この「菜茹」を再現することは簡単です。何種類かの季節の野菜を一口大に切り、だし汁で煮て、好みの味噌で味をつければ完成です。キノコや山菜などを入れてもOKです。

野菜の摂取量と寿命は比例するといわれており、長生きに野菜は欠かせません。「菜茹」に注目いたしましょう。

一夫多妻と男性ホルモン

倭の国の社会システムにもふれて、『魏志倭人伝』は次のように述べています。「風習では、国の大人《たいじん》はみな四、五婦、下戸《げこ》もあるいは二、三婦」。倭の国では、身分の高い者は、皆、四、五人の妻がおり、庶民でも二、三人の妻を持つ者もいる。つまり、一夫多妻制なのです。

しかも、「妻たちは浮気せず、嫉妬することもない」とも記されています。婦人たちは、自分たちの夫を信頼し、心身ともに満たされていました。逆にいえば、邪馬台国の男たちは、複数の妻たちを平等に愛するだけの体力と生活力があり、その上に長生きまでしています。

何人もの妻、そして子供たちファミリーを養う男の責任感を支えているのは、男性ホルモンのテストステロンで、倭の国の男たちはこのホルモンが強かったのです。

テストステロンの原料は、イノシシやシカ、クマなどの肉、それにニンニク、ノビル、ショウガ、山イモなどで、男たちがふだんから食べているものばかり。

男性ホルモンは、筋肉を太くするなど、男らしい体をつくる働きを担っており、中高年になって、それが急低下すると、皮膚の張りもなくなり、見た目も年寄りくさくなります。枯れた状態になって、心身ともに早く老け込んでしまいます。

男たちは、いくつになっても猛々しく、髭など黒々とのばして、イノシシやシカ、クマなどを追いかけては射止め、かついでファミリーのもとに帰ってきました。

妻たちは、夫のために手分けして赤米や黒米でご飯を炊き、菜茹を作り、生菜を高坏に盛りつけて待っていたのです。

多妻ですから、どの家にも子供は一〇人位はいたでしょう。父親は妻子を養うために、稲田に行き、畑を手入れし、タンパク質が不足しないように山に狩りに出かけて、クマと格闘し、その上、長生きしているのです。

女性卑弥呼の政治力によって、国中の平和が保たれ、人々はとっても幸せでした。

第三章 恋をしながら長生きした大伴《おおとも》坂《さかの》上《うえの》郎女《いらつめ》

夏やせ予防にはウナギが一番です

大伴坂上郎女《おおとものさかのうえのいらつめ》は、美人で酒が大好き。その上、年中恋をしているような情熱的な万葉歌人です。兄が大酒豪の大伴旅人であり、旅人の子が『万葉集』に四七〇首以上の作品を残した最大の歌人である大伴家持。つまり、坂上郎女は、家持の叔母にあたるわけです。家持の作品の中には、次のような長寿願望をテーマにしたものもあります。

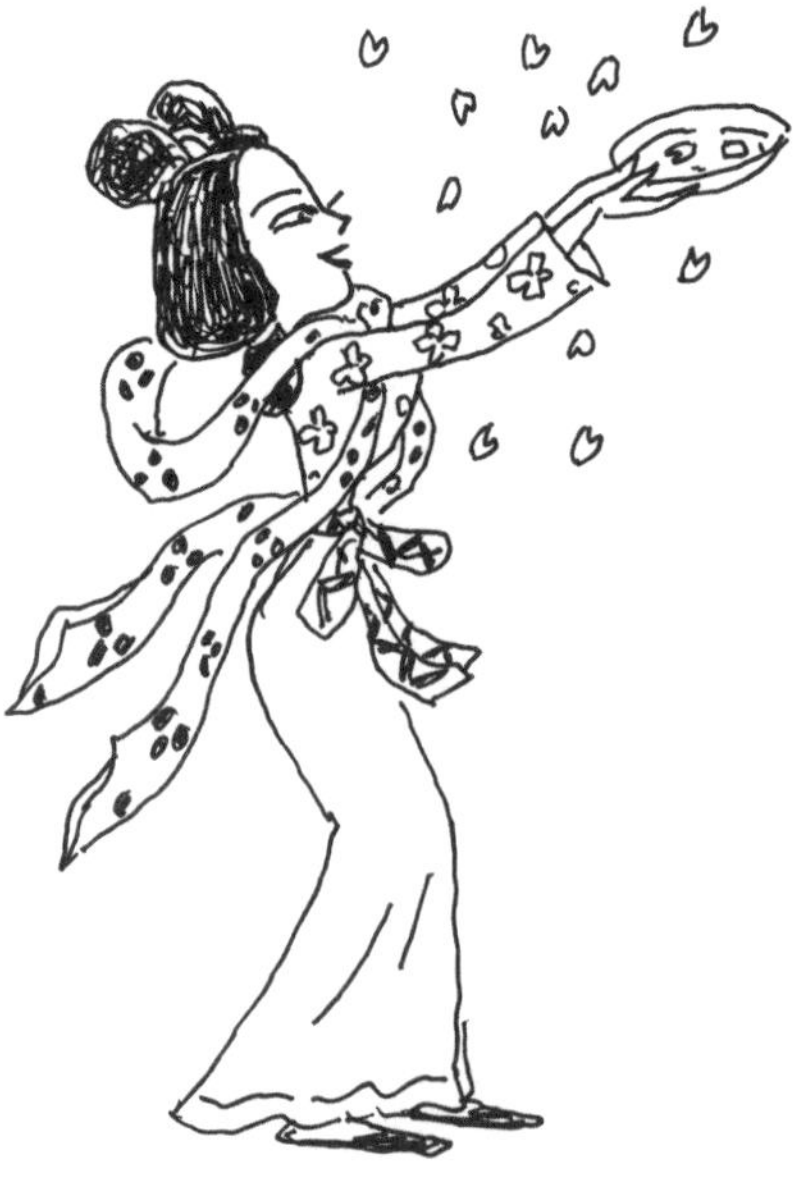

水泡《みづぼ》なす仮《か》れる身ぞとは知れれども
なほし願ひつ千歳《ちとせ》の命を
（巻二〇－四四七〇）

「水面に浮かんだ泡のように、はかない仮の身であることは知っているけれども、それでもなお千年の長寿を願ってしまいます」という意味で、歌のタイトルは「寿《いのち》（長寿）を願ひて作れる歌」です。

長生きするためには、食の選択が大切で、上手に健康管理することによって、病気に負けない体にすることが、長寿の近道と人にも説いています。次の作品です。

石麻呂《いわまろ》に吾物申す夏やせに
良しという物ぞ鰻《むなぎ》とり食《め》せ
（巻一六－三八五三）

「石麻呂さんに申し上げます。貴方のように、ひどく夏やせする方には、よく効く薬だそうですから、ウナギを召し上がってはいかがでしょうか」というユーモラスな内容。

この作品には、「やせたる人を笑う歌」というタイトルがあり、すでに奈良時代には、夏バテを防ぐために、ウナギを食べて体力を強化する習慣があったことが分かります。

ウナギにはビタミンB類やスタミナ強化に役立つ脂質が多いので、夏バテを防ぐ上で、サプリメントのような効果が期待できます。その上、カルノシンという一種のアミノ酸が含まれており、アンチエイジング作用もあります。ミネラルも豊富であり、古くから強壮効果で知られていました。

大酒飲みの大伴坂上郎女

家持の父の旅人は、人情味のある無類の酒好きで、『万葉集』の中に「酒を讃むる歌一三首」を残していますが、その中の一番目の作品が次の歌。

験《しるし》なきものを思はずは一杯《ひとつき》の
濁れる酒を飲むべくあるらし
（巻三―三三八）

「なんの役にも立たないことで、くよくよと思い悩んでいるよりは、一杯の濁り酒でも飲んだ方が、よっぽどましですよ」という意味になります。次のような痛烈な作品も。

あなみにく賢《さか》しらをすと酒飲まぬ
人をよく見れば猿にかも似る
（巻三―三四四）

「ああ、いやだ。何というみっともないことだ。賢人ぶろうとして、飲みたい酒も飲まないで、がまんしている人をよく見ると、あの小利口な猿にそっくりじゃありませんか」という内容で、酒も飲まない学者や役人共など融通のきかない堅物たちをからかっています。大酒飲みの旅人の妹ですから、坂上郎女も酒好きだったとしても不思議ではありません。そうはいっても女性ですから、飲み方も次のように風流です。

　酒杯に梅の花浮かべ思ふどち
　飲みての後は散りぬともよし
（巻八―一六五六）

「杯の酒に、梅の花を浮かべて、飲み干した後は、花は散ってしまっても、いっこうにかまいませんわよ」という、思いっきりのよい内容になっています。

天平の酒は濁り酒で甘酒に近く、美肌作用の高い麹酸が豊富に含まれていたと考えられます。体細胞の老化を防ぎ、肌の美白効果を高める作用で注目されている成分です。ほどよく酔うことによって血行もよくなりますから、細胞が必要とする栄養が体のすみずみまで行きとどきます。お相撲さんの肌がつやつやと輝いているのは、ふだんから日本酒を飲んでいるからといわれるのも、酒に含まれている多彩な成分の効果といってよいでしょう。

彼女たち天平の女性は、よく摘み草にも出かけており、それらを材料にして、汁物や煮物、炊き込みご飯などを作っています。

したがって、若さ、美しさを保つ上で欠かせないビタミンCやカロテン、ミネラル、そして食物繊維などもしっかりとっていました。

その上、グルメな旅人や家持たち身内とも食事をしており、魚料理やイノシシ、シカなどの煮込み料理を楽しんでいますから、長寿に欠かせないタンパク質や脂質もコンスタントにとっています。

老いたる役人から熱烈な求愛

坂上郎女は、三人の男性と結婚していますが、いずれもうまくいかずに独り身となり、身軽さもあって九州に向かいます。九州の太宰府に長官として赴任していた、兄の旅人の世話をするためでした。旅人は妻を亡くし、生活の管理に困っていたのです。

現地入りした美し過ぎる彼女は、ここでも恋愛騒動にまきこまれてしまいます。

旅人の下で働いていた百代《ももよ》という年老いた役人が、彼女に熱烈に求愛してきました。一目惚れした百代は、次のような告白の作品を贈るのです。

事もなく生き来《こ》しものを老いなみに
かかる恋にも我は会へるかも
（巻四―五五九）

「これまで、事もなく生きてきた私なのに、こんな年をとってから、苦しい恋にめぐり合ってしまった。ああ、どうしよう」と坂上郎女に求愛しているのです。

恋をするのは百代ばかりではありません。

奈良時代の社会では、男女共に、妻や夫がいても、好きな人に出会うと、恋心をおこし、告白しても非難されることは少なかったようです。万葉の歌人たちは、いくつになっても恋する情熱を失うことはありませんでした。石川郎女《いしかわのいらつめ》の場合がまさにそのいい例で、次のように激しい恋をしているのです。

古《ふ》りにし媼《おうな》にしてやかくばかり
恋に沈まむ手童《たわらは》のごと
（巻二―一二九）

「もうおいぼれだと思っていたのに、これほどまでに恋に溺れるものなのでしょうか。まるで、子供のように」

年を重ねるごとに、子供に戻り、純粋無垢な恋をしてしまいました。

愛情ホルモンのオキシトシンが長寿の源

中には、次の作品のような悲劇もありました。

うま飯を水にかみなしわが待ちし
代《かい》はまた無しただにしあらねば

（巻一六―三八一〇）

「美味なご飯を炊き、心をこめて酒を醸《かも》して、待っていたのに、貴方が帰って来ないので、無駄になってしまいましたわ」という意味で、彼女の夫は遠くへ働きに行き、現地で別の女と同棲していたのです。夫の好きな酒を作って待っていたのに、無駄になってしまいました。

妻はショックを受けますが、天平の女性は立ち直るのも早い。次を見つければよいのです。恋の出直し。

健康や美容、身だしなみに気を配り、相手を探します。『万葉集』の中には、恋する女性の幸せをしみじみと表現した作品も少なくありません。次のような歌です。

朝寝髪我はけづらじ愛《うるは》しき

君が手枕触《ふ》れてしものを
（巻一一―二五七八）

「朝、寝床から起きたままの髪を、私はいつまでも櫛を入れずにおこう。いとしいあの方の手枕が触れた髪だから。解いてしまうのはもったいない」

坂上郎女に恋をした老いたる役人の百代が、その後、どのような生き方をしたのかは不明です。百代は白髪混じりのかなり年輩者とみられるのに、情熱の激しさには驚くほかありません。

坂上郎女は、若者ばかりではなく、老人からも求愛されるほどの魅力を持った〝美魔女〟だったのです。

恋をし続けると、愛情ホルモンのオキシトシンがふんだんに出て、幸せ感に満たされ、それが女性の若さを生み、長寿効果を上げていました。

彼女の正確な生没年は不明ですが、大伴家持の年齢や作品などから類推すると、世を去ったのは宝亀七年（七七六）頃とみられ、八〇歳以上まで長生きしていたのはまちがいありません

恋をすること、そして濁り酒、ウナギなどの脂濃い料理、野草の熱汁などが坂上郎女の美容食、長寿食だったようです。

第四章 色白で豊満美妃だった楊貴妃の美容食

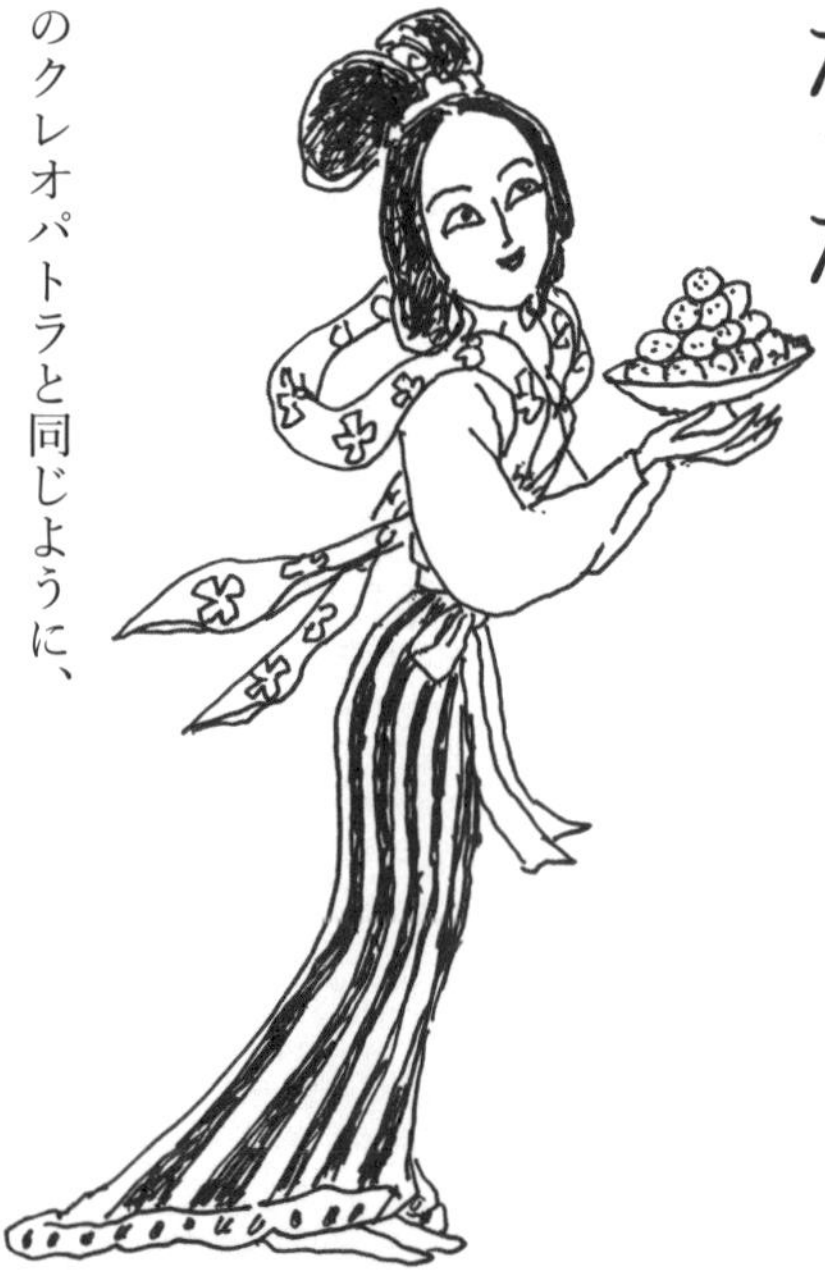

美しさが悲劇を呼ぶことに

中国の楊貴妃（七一九―七五六）は、エジプトのクレオパトラと同じように、国の存続を危うくした傾国の美女と呼ばれ、その名は古くから日本でも知られていました。

楊貴妃といえば、クレオパトラ、そして日本の小野小町と共に、世界三大美女の一人。古代中国の唐の玄宗皇帝の愛妃となり、その美貌で皇帝の心をとらえ、楊一族まで宮廷に登用されて大いに栄えました。

白居易《はくきょい》の有名な『長恨歌』にも、

眸《ひとみ》をめぐらして一笑すれば百媚《ひゃくび》生じ
六宮の粉黛《ふんたい》　顔色無し

とあり、「楊貴妃が眸をめぐらして、にっこり笑えば、男の心をとらえる艶《なまめ》かしさがあふれ、化粧をこらした後宮の美女たちも色あせた存在になってしまう」という意味。

同じく『長恨歌』に、「後宮の佳麗三千人、三千の寵愛一身に在り」とあるように、皇帝の愛情を一身に集めますが、この美貌が後の悲劇を呼ぶことになります。

彼女は、もとは玄宗の息子の妻でしたが、皇帝が見初めて離婚させ、後宮に呼び、貴妃として、皇后と同じ扱いを受けることになりました。

レイシでビタミンCをとる

楊貴妃は、古代中国では理想的な体形といわれる色白で豊満な姿態を持ち、利発で楽曲、歌舞にも卓越していたために、後宮三千人の中のナンバーワンとして、皇帝の心をとらえていたのです。

彼女の肉づきのよい体からは、男を悩ます芳香が、常に漂っていたそうです。史書によれば、フルーツが好物で、中でもレイシ（茘枝）が大好物。福建省や広東省など、中国南部が原産地でムクロジ科の美果です。

中国では紀元前から高貴なフルーツとされ、径三、四センチほどの球形をしており、日本でも入手できます。かたい果皮をむくと、白色半透明でやわらかく、多汁の果肉が顔を出します。口にすると、甘みが強く、かすかな酸みと品のよい芳香があり、現代では缶詰もあります。

肌の若さ、艶やかな美しさ、それに体の老化防止に役に立つビタミンCがミカンと同じ位含まれています。ビタミンCは抗酸化力もあり、病気にならないよう免疫力を強化する上でも効果があります。注目したいのは、レイシには、認知症の予防作用で期待されている葉酸が多いという点です。

玄宗皇帝は、楊貴妃のよろこぶ顔を見たさに、広東省地方から、都のある長安までのほぼ六〇〇キロの距離を、八日八晩も走り通しの騎馬でレイシを運ばせました。

傷みの早い果実であり、一刻を争う運送態勢が欠かせません。このため、途中で倒れてしまう人も馬も、決して少なくなかったと伝えられています。

キュウリで美肌効果をあげていた

楊貴妃の食事は、贅沢のかぎりをつくしたもので、山海の美味珍味が山ほど並べられました。中でも好んだのが、現在でも超高級料理である熊《くま》の掌《てのひら》を煮込んだ料理とか、ラクダの背肉のステーキ、すっぽんの丸ごと煮などで、いずれの料理にも共通して含まれているのが美容効果のきわめて高いコラーゲン。

コラーゲンの美肌作用を高めるためには、ビタミンCが重要ですが、その相乗効果を経験で知り、レイシを好んでいたのかもしれません。

楊貴妃は、レイシと共にキュウリも好物だったようです。キュウリの原産地は、ヒマラヤ山脈の南麓地で、中国へはシルクロードを経て伝わり、胡瓜と呼ばれていました。「胡」は西域のことで、西方からやってきた「瓜」という意味になります。

キュウリの大好きな楊貴妃は冬でも食べられるように、温室を作らせ、栽培していたと伝えられています。キュウリからとれる液をキュウカンバといい、美肌を作る天然の漂白作用があるところから、古くから化粧水に用いられていました。楊貴妃は、肌を美しくするために、キュウリを年中きらさないようにしていたのです。

キュウリの九五パーセントは水分で、わずかにビタミン類が含まれていますが、豊富な水分には、キュウカンバのように美容効果の高い成分やカリウムが多く、浄血や利尿作用もあり、肌をビューティフルにして玄宗皇帝を魅了し続けるため、年中きらさないようにしていたのです。

日本を代表する超美人の小野小町も、熊の掌のやわらか煮を食べ、そのあとでビタミンCたっぷりのモモやユズ、カキなどのフルーツを楽しんでいます。

美人は、何をどのように食べれば、自分の魅力をさらに高めることが可能なのか、本能的に知っているのです。

実は日本に亡命しようとしていた

楊貴妃の贅を極めた宮廷生活が、人民の反感を買わない筈がありません。彼女を愛するあまり、皇帝の政務もとどこおり、内部からも不満が高まってきました。

やがて、反乱がおこります。

玄宗は、楊貴妃をともない長安の都を脱出しますが、途中で楊貴妃は絹布で首を絞められ殺されてしまいます。玄宗皇帝七〇歳、彼女は三八歳の女盛りでした。

楊貴妃が殺された七五六年の翌年、悲嘆にくれる玄宗が、墓を改葬しようとして、掘り返させたところ、遺体は無く、生前に身につけていた香袋だけが残されていました。

実は、楊貴妃は死ぬことなしに、遠くに逃げのびて生存し、驚くほど長生きしたという伝説があるのです。

そのひとつが、東海の蓬莱山《ほうらいさん》に逃れて仙人になり、不老の法を体得したという説。秦の徐福《じょふく》も、不老不死の薬を求めて東方の海原に浮かぶ、蓬莱山を目指しています。

不老長寿をもたらす薬草の生えている蓬莱山は、日本にあると古くから伝えられ、徐福も日本にやってきたという伝説が、現在でも各地に残っています。

実は楊貴妃も唐を脱出し、うつろ舟に乗って日本に漂着したという言い伝えが、山口県の油谷町にあります。

油谷町は、同県の西北部に位置し、日本海に突き出た向津具《むかつく》半島にあり、町の台の上に楊貴妃の立派な墓があります。その墓は、はるか長安を望むかのように、西方に向けられているのです。

荒波にもまれながら、ようやく油谷町の浜に漂着したにもかかわらず、楊貴妃はすっかり弱り果てていました。しかし、その容姿には気品があり、やつれたとはいい美貌は衰えていませんでした。

里人たちの手厚い看護をうけましたが、日に日に衰えいき、最後に里人たちに自分の名を明かし礼を述べて息を引きとりました。哀れに思った人たちが、長安の方向に向けて墓をたてたのでした。

第五章 恋をたよりに長生きした つくも髪の女

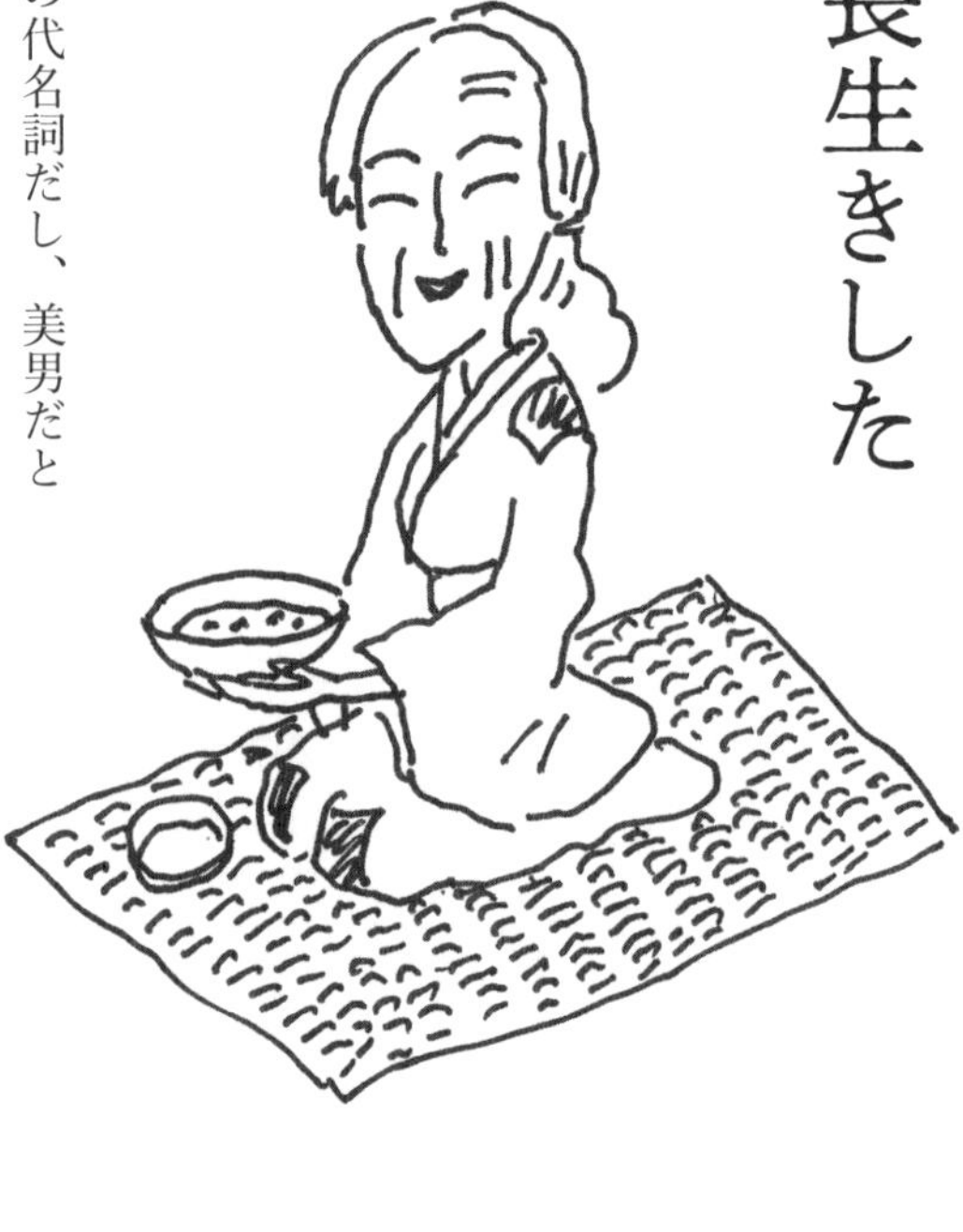

強精力を高める「交菓子《まぜくだもの》」

昔から日本では、小野小町というと美女の代名詞だし、美男だと在原業平《ありわらのなりひら》（八二五—八八〇）ということになっています。

『伊勢物語』は、平安前期のプレイボーイであり、優れた歌人でもあった在原業平をモデルにした、その華麗な恋の遍歴を綴った歌物語。

「むかし、男ありけり」で始まる話が多いところから、主人公が「昔男」と呼ばれたりもしています。

色好みの業平は、官能的な恋をするため各地に出没。いくら奔放といっても、エネルギーの補給なしには行動できません。恋は意外にくたびれるものなのです。

いつの時代でも、プレーボーイはスタミナ強化法を、特別な食物をとって実行していました。たとえば、江戸時代の『好色一代男』の主人公である世之介の場合ですと、山イモ、生卵、ゴボウが強精食でした。

業平の場合、恋をするためのエネルギーを生み出していたのが、当時の貴族たちの間で用いられていた「交菓子《まぜくだもの》」です。

クルミやカヤの実、干しグリ、干しナツメなどの木の実や果物などを袋に入れた携帯食で、これを当時の人たちは交菓子と呼んでいました。クルミやカヤの実などには若返りや強精効果の高いビタミンEがたっぷりだし、血行をよくする脂肪酸も豊富に含まれています。

平安時代の医術書として有名な『医心方』では、干しナツメの効能を次のように説明しています。

「久しく用いると、身体の動きが軽くなり、寿命をのばす。仙人が服する神仙薬である」。

当時、干しナツメは全身の若返りに役立つ、最高の健康食とみられていたのです。

一〇〇歳近い老女の恋

都で評判の在原業平に、激しく恋をしてしまった一人の老女がいました。『伊勢物語』の第六三・「つくも髪」に紹介されている年老いたる女性です。彼女は白髪の手入れをしながら、一度でよいから業平と共寝をしたいと、激しく願うのです。ある日、老女は淋しさのあまり、次のような歌を作りました。

さむしろに衣かたしき今宵もや
恋しき人にあはでのみ寝む

「敷物に衣をしいて、今宵もまた恋しい人に会わないままで、独り寝をするのでしょうか」という意味。

恋しい人というのは、もちろん業平のこと。会ったこともないのに、都の女たちを騒がしている業平に恋をしてしまった老女の悲しい心境を表しています。

これを知った業平は哀れに思い、歌を詠むのです。

百年《ももとせ》に一年たらぬつくも髪
我を恋ふらし面影に見ゆ

「年老いた白髪の老女が、私のことを恋しく思っているらしい。それが面影に見える」という内容。同情した彼は、その夜、老女と共寝してしまいます。

業平は、単なる色好みの男ではありませんでした。心やさしいヒューマニストだったのです。

「百年に一年たらぬ」は九九歳で、世にも珍しいほど長生きしている老女のこと。望みのかなった彼女は、その後どうなったのかは不明ですが、共寝をきっかけに、いっそう若返り、白髪も無くなって、娘のように美しくなったのかもしれません。

枸杞《くこ》の実を食べて三七三歳まで生きた女

それにしても、老女の情念の強さには驚きます。

男への恋慕だけを生き甲斐に、長生きしてきたようなものです。念願が叶う、その日に備え、若さを保つための努力をしていたのもまちがいありません。

つくも髪の老女は、京都郊外の雑木林にかこまれたような田舎に住んでいました。その頃、都の高級役人や文化人たちの間で、老化防止や不老長寿の作用で知られた、赤い枸杞の実が人気がありました。

枸杞はナス科の低木で、秋に赤い小さな実を結びます。老女の住まいの近くの雑木林には、枸杞が群生していたのかもしれません。

彼女にとって、年相応の体の老化は許すことのできないことでした。愛する男に抱かれることなしに、この世は去れない。体の老化現象を防ぐために、彼女は薬草を研究して、赤い枸杞の実を頬張っていた筈です。

枸杞の実はゴジベリーと呼ばれ、免疫力を高めたり、活性酸素の害を防ぐ長寿効果の高いスーパーフードとして、アメリカの女性の間で大人気。老化による内臓機能の低下を防いだり、美肌作用、血行促進、目の老化防止などにも効果的であることが知られています。

枸杞の驚くべき長寿作用が『医心方』に出ています。地方から都に出てきた男が、奇妙な出来事に出会う。若い女性が、老女を打っているのです。男は不審に思い、なぜ乱暴するのかと尋ねると、若い婦人が「この者は、私の曾孫《ひまご》です。家にある良薬を飲ませようとするのですが、飲まないのです。そのため、こんなに老けこみ、近頃では歩くこともできません。ですから、このように棒で叩いて、何とかして、その良薬を飲ませようとしているのです。困ったものです」と答えました。

男が、棒を手にする若い女性に恐る恐る歳を聞くと、「私は今年で三七三歳になりました」といって胸を張りました。家にある「良薬」というのは、枸杞だったのです。

「枸杞」の長寿効果には驚きます。

「つくも髪」の老女の場合も、食のおかげで長生きし、人生の目的だった男との共寝も果たしました。

一方の業平も、やがて老いていきます。そして、死の近いことを悟り、歌を作ります。

　ついにゆく道とはかねてききしかど
　　昨日今日とは思はざりしを

「死が、人間最後には、誰でも行く道であることは知っていたが、昨日、今日と、こんなに速いとは思ってもみなかったなア」

業平の没年は五六歳でした。いつの時代でも、男性は女性よりも短命なのです。

第六章　小野小町の熊《くま》の掌《てのひら》長寿法

小野小町や紫式部が食べていた乳製品

チーズやバターというと、アメリカやヨーロッパというイメージがありますが、実は日本にも牛乳文化が開花した時代がありました。

男顔負けの才女や美女、艶女が次々と登場した平安時代です。『源氏物語』の紫式部であり、『枕草子』の清少納言、クレオパトラや楊貴妃と並んで世界三大美女の一人と言われた小野小町、そして色好みの歌人である和泉式部《いずみしきぶ》などです。

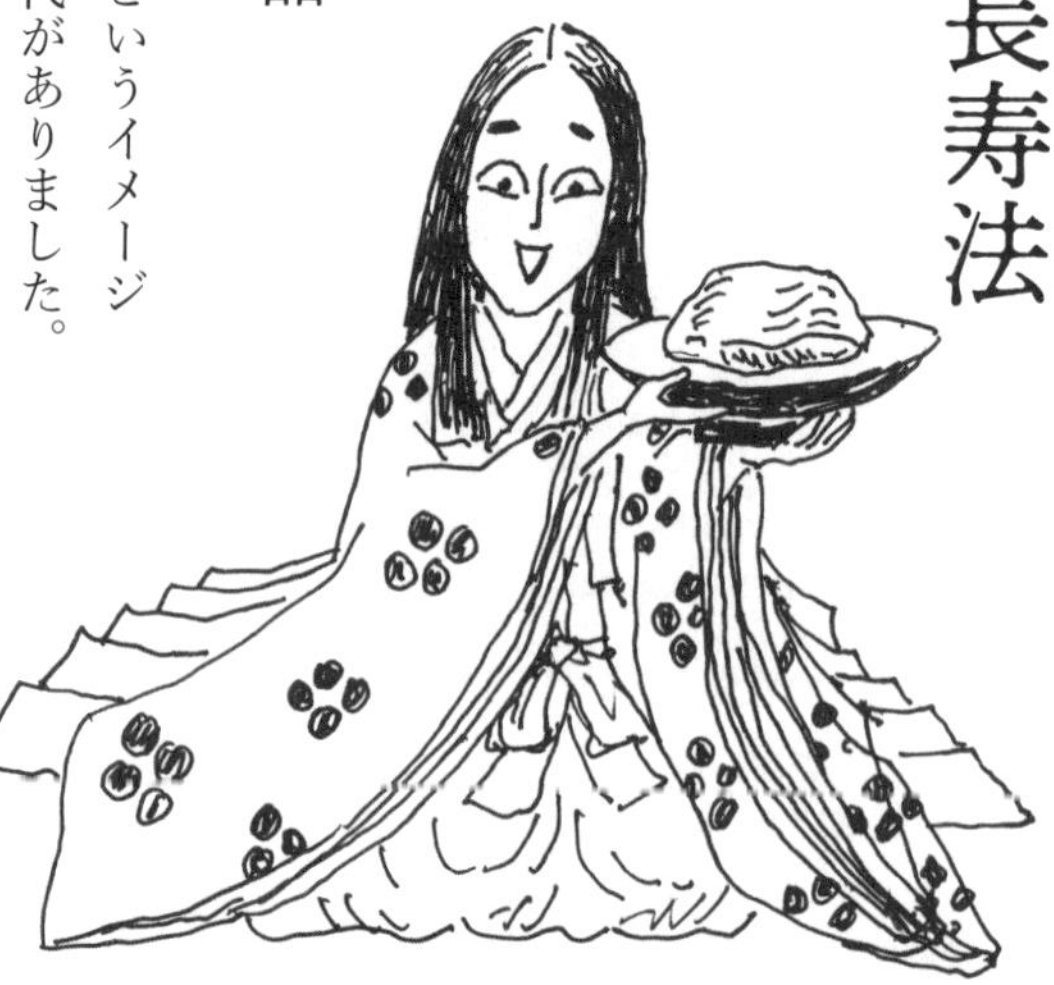

これらの美女、作家、随筆家、艶女たちの出現と牛乳文化は、実は密接な関係がありました。

小町の作品といえば、何といっても有名なのは、『古今和歌集』や『百人一首』などでもよく知られた次の歌。

　花の色は移りにけりないたづらに
　わが身世にふるながめせしまに

「花の色」は、単なる花ではなく、作者の容色も含まれています。「花の色も、私の美しさも、もう消え失せてしまいましたわ。物思いにふけりながら、眺めているうちに、雨にうたれて散っていく花のように、すっかり衰えてしまいました」という意味。

どれほど美しい女性でも、老衰の現実を自覚する時が必ず来ます。若さ、美しさの絶頂の頃のわがままを悔やんでも、老いの淋しさから逃れることはできません。周囲から男たちも去っていく。その嘆きが、テーマになっています。

王朝の筋肉美人はロングヘア

若い時の小町にかぎらず、平安王朝の女性たちは、容姿が輝いていました。都の才女や女官というと、まず、思い浮かぶのは、黒々として光沢のあるロングヘアと十二単《ひとえ》でしょう。

髪が長い場合だと、歩きながら引きずるほどだったそうですから、手入れが大変なのは容易に想像できるとしても、何故それほど伸びたのでしょうか。

しかも、十二単を完全着用すると、相当に重そうです。ちょっと長く歩いたりすると、疲労した筈です。ところが、彼女たちは、へこたれていません。足腰の筋肉も自然に発達していたのはまちがいありません。

当時の絵巻物などを見ると、彼女たちの顔は丸々としていて、実に健康そうです。

栄養状態が悪かったら、抜け毛、切れ毛などが増えて、長い黒髪はとても維持できません。重量感のある十二単を着こなし、さっそうと行動することなど、とても無理でしょう。

つまり、彼女たちは栄養状態がよく、健康美人が多かったのです。紫式部が『源氏物語』という大長編を書き上げる創作力と体力を維持できたのも、栄養効率のよい「王朝ごはん」があったからではないでしょうか。

王朝ごはんに含まれる代表的な食物のひとつが牛乳加工食品の高価な「蘇《そ》」。

牛乳を煮つめた、ほぼ固形状のもので、当時の作り方をみると、一斗の牛乳から一升の蘇を得るとあります。牛乳を一〇分の一に、加熱濃縮して作った加工食品。

蘇は高貴な甘みがあって、極めて美味です。現代の家庭でも、簡単に作れます。鍋に牛乳を入れ、弱火でじっくり煮つめると、水分が蒸発して、かたまりが出来てきますが、それが蘇です。

筆者はテレビなどマスコミの依頼で何度も再現したことがありますが、高価なチーズケーキかミルクキャラメルのような甘みで、女性たちに大人気でした。

アミノ酸バランスのよいタンパク質や脂質、カルシウム、それにビタミンEや骨を丈夫にするビタミンKも多く、若返り効果の高い成分ばかりです。

午後のひととき。手作りの「蘇」をいただきながら、紅茶を飲みます。いつの間にか、心は小野小町。空の浮雲を見上げながら、詩を創作したくなる筈です。

若返り効果の高い料理に着目

「すれ違うだけでもよいから、出会ってみたい」。都の貴公子たちが、胸をときめかせながら片思いをした美しい女性こそ、小野小町でした。小町と運よく出会うことが出来たとしても、見詰められたりすると、たいがいの男は震えがとまらなかったと伝えられています。

小町は平安時代の前期に活躍した歌人で、同時代の『古今和歌集』の人物評によりますと、「いにしえの衣通姫《そとおりひめ》の流れである。あわれなようで、弱々しい。いってみれば、病に悩んでいる高貴な女性のようです」とあり、当時からすでに、絶世の美女として評判の高い女性でした。

小町の美貌が卓越していたため、中世以降になると、「草子洗小町」や「卒塔婆小町」、「通小町《かよいこまち》」など、謡曲の題材にもずいぶんとり上げられています。

中でも有名なのが「通小町」。小町に恋をした深草少将《ふかくさのしょうしょう》が、「一日も休まずに私のもとに百夜《ももよ》通いをしてくれたら、あなたの胸に抱かれましょう」といわれ、雨風にもめげず「百夜通い」をしますが、最後の夜に精根つき、雪の中で凍死してしまうというストーリー。小町は、その位に魅力のある女性だったのです。

しかし、美しさはやがて失われ、美貌も崩れていきます。そして、老衰の現実を自覚する時が来るのです。

いろいろ悩んだ小町は、老いを追い払い、若返り効果の高い料理に着目したようです。それを裏付けるような、平安時代の後期に成立した『玉造小町子壮衰書《たまつくりこまちこそうすいしょ》』という書物があります。

小野小町をモデルにしたとみられる玉造小町が主人公ですが、美しさの全盛期には、さる金満貴族に寵愛され、栄華をきわめたというストーリーになっています。

ナンバーワンは「熊の掌料理」

玉造小町の食膳には、高価な山海の美味珍味が山ほどあふれていましたが、彼女の求める料理は決まっていました。

若さの衰えを防ぐ、美容効果の高いものが中心となり、さらに長寿食も加えられていたのです。

小野小町は謎が多く、生没年も不明ですが、実は長生きで、一〇〇歳近くまで生存したという説もあります。

美容効果の高い、豪華なメニューが細胞レベルで若返りや長生きにも役に立っていた可能性があります。

前出書に出てくる料理の数々こそ「小町ごはん」であり、現代から見ても理想的な美容食であると同時に「長生きごはん」でもあったのです。主なメニューを『玉造小町子壮衰書』から紹介してみましょう。

まず、赤米を蒸した強飯（おこわのこと）を金の椀に盛り、酒は緑色のにごり酒の上澄みをすくいとった清酒。

鮒の包み焼き、あつものは鮎、吸い物は鯛を煮て作ったもの。鮭の干し肉にぼらの干物。鰻のなれ鮨にマグロの酢味噌あえ、うずらのあつもの、雁の塩漬け、雉の汁物と続き、「熊の掌《てのひら》」とあります。

さらに、蒸しあわび、焼きはまぐり、焼きだけ、なまこの煮つけ、かに大爪、さざえの胆などをあげ、これらの料理は、銀の盤に盛られて、金のテーブルの上に並べられます。贅沢なメニューを時間をかけて楽しんだ後は、美しいフルーツもゆっくりと味わいます。甘くて美容効果の高いものが選ばれており、その主な種類をあげてみると、「五色の瓜、美味なる茄子、りんご、すもも、梨、あんず、神桃、赤いなつめ、乾した柿、かち栗、たちばな、柚、菱、くわい」などの美果。

小町ごはんの献立で注目されるのは「熊の掌」。現在でも、超高価な食材ですが、究極の美容食、長寿食といってよいほど、肌の若返りに効果の高いコラーゲンやアミノ酸が豊富に含まれています。コラーゲンは鯛や鮒、鰻、マグロ、野鳥などにも多い。

コラーゲンには、肌のみずみずしい美しさを保ち、目や血管、心臓などの老化を防いで若さを守る働きもあります。そのようなコラーゲン効果を高めてくれるのがビタミンCで、こちらも小町はフルーツを通して食後に食べています。ご存じのように、ビタミンCには、細胞の酸化を防いだり、免疫力を強化するといった働きもあります。

豚足《とんそく》料理で「令和小町」になりましょう

玉造小町と小野小町が同一人物であるかは不明ですが、いずれにしても、これだけのぜいたく三昧の長寿料理を食べ、季節のフルーツを楽しんでいれば、いくつになっても、容姿の美しさは衰えなかったでしょうし、かなり長生きしていたとしても不思議ではありません。

やがて、老いた小町は、秋田にある故郷を恋しく思うようになり、京都に別れを告げ、北の国へ向かいます。

秋田県の湯沢市（旧雄勝町）は、小町の生誕地といわれ、先祖供養をしながら、同地でひとり暮らしをしていましたが、やがて死の近いことを悟ります。

小町は静かに身を清めて、山中の岩屋洞にこもり、その生涯を閉じたと伝えられています。没年は、平安時代の昌泰三年（九〇〇）で、九二歳だったそうです。

好んで食べていた「小町ごはん」に多かったコラーゲン料理とビタミンCの美容食が、小町の長生きを支えた長寿食となっていたのではないでしょうか。

老け顔にならず、しわも作らず、元気に長生きするために「小町ごはん」を活用いたしましょう。

ナンバーワン料理は「熊の掌」ですが、これを成分的にあまり変わらない、そしてはるかに安価な「豚足」を用いて作るのです。

豚足は沖縄の郷土料理として有名ですが、昔から「老人食」と呼ばれるほど、長寿効果が高いそうです。

骨ごとぶつ切りにして、水に酒も加えてじっくり煮込み、醤油、黒砂糖で味を付けた料理で、皮もついていますから、まるでコラーゲンのかたまり。食後にイチゴやミカン、ブドウ、カキなど季節のフルーツを添え、ビタミンCを補給すれば、理想的な長寿食です。

「小町ごはん」を食べて、令和小町になりませんか。

第七章 清少納言・水飯《すいはん》と湯漬《ゆづけ》で人生がんばる

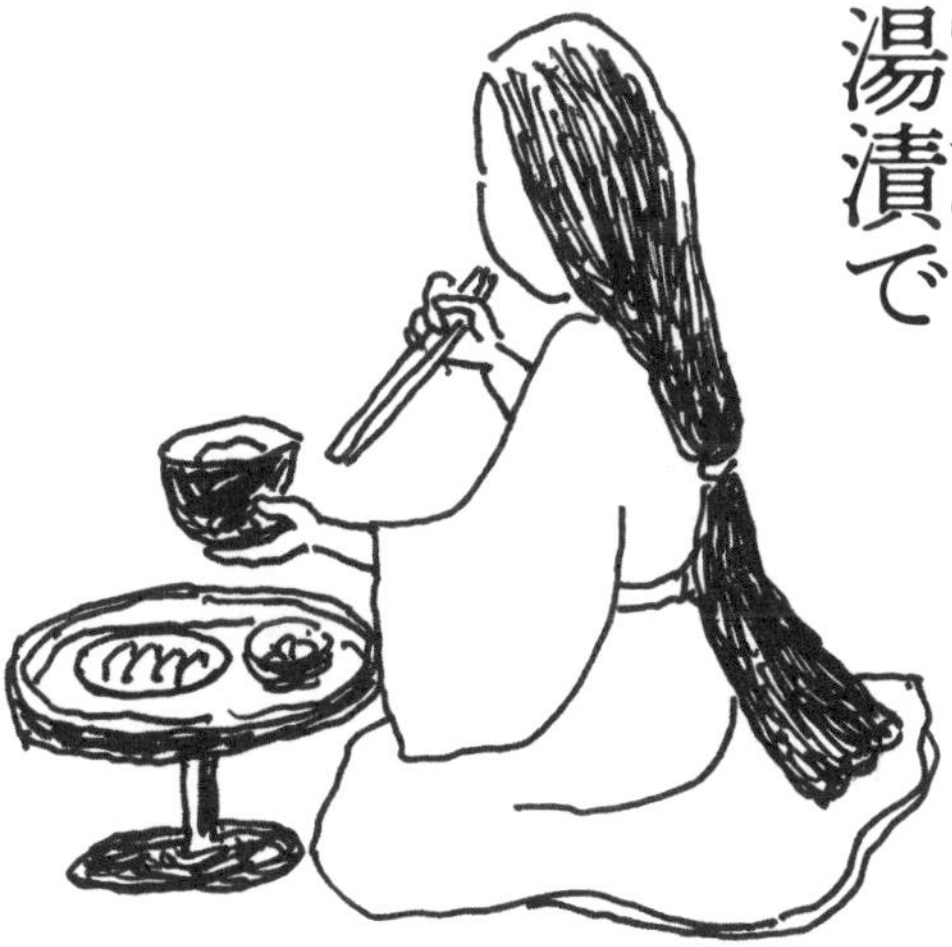

たくみの荒っぽい食事の仕方

平安時代の中期に活躍した清少納言の『枕草子』の中に、「たくみ（大工さん）の物食うこそ、いと怪しけれ」の段があり、大工さんたちの乱暴な食べ方に目を廻し、次のように記しています。

「たくみたちの食事法は、見ているとだいぶ怪しい。寝殿の近くに、新しく建物を造るために作業をしていた大工さんたちが、食事時になって、居並んで坐った。そこへ家人が用意した食事を運んで行くと、大工さんたちは待ってましたとばかりに、まず、汁物椀をつかんで一気に飲み干し、空になった椀を突き出して置いた。

引く手も見せず、そのまま山盛りのあわせ（おかず）も口に運ぶと、あっと言う間に平らげてしまった。あれだけ食べたのだから、もうご飯は入るまいと思いながら見ていると、呆気ないほど短時間のうちに、ひと粒残らずに食べてしまった。

二、三人いた者すべてが、そのような早食いをするので、これは、たくみ達の食事法なのだろうと、驚きもしたが、それにしても、何と愛嬌の無い人たちなのだろう」

文中の汁物（現在の味噌汁）とあわせは、ご飯をおいしく味わうための添え物であるが、まず汁物を平らげて副食物を一気食いし、最後に山盛りのご飯を何回かに分けて口中に放り込んだので、清少納言はびっくりしたのです。

確かに、味気の無い食べ方に見えるかもしれませんが、体が元手のたくみたちにとっては、食欲の旺盛なことは、健康であることの何よりの証拠でした。しかも、主食に汁物、それに複数の副食物が添えられていて、職人たちの健康にも配慮されているように感じられます。

父は八三歳で没する

『枕草子』は、日本最初の随筆集であり、紫式部の『源氏物語』と並ぶ、平安時代文学の最高傑作といってよいでしょう。

春はあけぼの
やうやうしろくなり行く山ぎは
すこしあかりて
紫たちたる雲のほそくたなびきたる

同書のみずみずしい書き出しです。父は『後撰和歌集』の撰者であり、当代屈指の歌人としても知られた清原元輔《きよはらのもとすけ》で、彼女が生まれたのは、父が五九歳の時といわれ、康保三年（九六六）とみられています。それにしても、随分年をとってからの子です。

清少納言は末娘のようですが、才気煥発なところから、父に可愛がられて教育されることが多く、加えて、漢学者の兄を持つという家庭環境の中で、彼女の文学的な才能はぐんぐん伸びて行きます。

若くして、橘則光と結婚し、次の年には早くも一児をもうけますが、彼女にとっては、よき母親である女の幸せには、どこか満足できないところがありました。

能力を発揮できる所で働きたい。

清少納言は、非常に現代的な発想を身につけた行動派だったのです。

やがて、父親の死の知らせが、任地の肥後（熊本県）からとどきます。八三歳という驚くほどの長命でしたが、都で活躍したいという、強い望みも達せられないまま、失意の死でした。

夫の則光の出世も、どうやら、あまり期待できそうにもありません。結局、二人の生活は破れ、離婚してしまいます。

中宮サロンの花形となった清少納言

父と夫の果たせなかった夢を、自分が宮仕えしてかなえようと決心した彼女は、夫のもとを去り、正暦《しょうりゃく》四年（九九三）に一条天皇の中宮定子《ていし》のもとに出仕するようになりました。

もともと、はなやかな雰囲気の好きな彼女にとって、宮廷生活になれるのも早く、頭角を現すのもこの頃からで、二〇代後半のこと。当意即妙の才気とユーモアで、たちまち中宮サロンの花形となります。

彼女の『枕草子』も、中宮から「これに何か書いてみよ」と言われて紙をもらい、枕にでもしようかしらと、ちょっといたずらっぽく笑いながら、書き始めたのがその由来と言われています。

それをきっかけに、彼女の天賦のすばらしい感性と表現力がほとばしります。

たとえば「あてなるもの」の段に、「削《けづ》り氷《ひ》に甘葛《あまづら》入りて、新しき金《かな》まりに入れたる」とあり、同じ文章の中に、次のような描写があります。「いみじう美しきちごのいちご食ひたる」。

「あてなるもの」は、「上品で美しいもの」で、食物の場合、その例が二つ挙げられています。前者は「新しい金属製のおわんに削った氷を入れ、そこへあまずらという一種のシロップをかけたもの」。もう一例は「とっても可愛らしい幼児が、イチゴなどを食べている様子」というもの。

「削り氷」は冬の氷を日光のさし込まない山陰などに穴を掘って貯え、夏になってから取り出して削って作ったもの。貴族たちは、そのまま口中にしたり、酒に浮かべたりして、暑さをしのぎました。女性や子供たちは、削り氷にあまずらをかけ、甘くして楽しみます。現在の「かき氷」と殆んど同じ。

甘葛はつたのような植物で、冬にその樹液を採取して煮つめた甘みの濃厚なシロップのような液体で、「甘葛煎《あまずらせん》」とも呼ばれています。

夜半の飲水と梅漬けの味

清少納言も、酷暑の日など、かき氷を水に浮かべて飲み、涼しさを楽しんでいたのではないでしょうか。彼女には、よく水を飲む習慣があり、夜でもふと目覚めて、水を飲んだりしています。

「心ゆくもの」の段に、「夜起きて飲む水」とあります。「心ゆくもの」は「気持ちのよいもの、胸がすっとするもの」で、「夜半に目を覚まして飲む水は、大変に気持ちのよいものだ」と言っています。

清少納言は酒好みで、飲んで寝て、夜中に喉が渇いたのかもしれません。

時には辛辣なことも書きます。

たとえば「にげなきもの（似つかわしく無いもの、不快な感じのするもの）」の段に、「歯も無き女の梅《むめ》食ひて、すがりたる」とあり、「歯も無い老女が、梅の実を食べて、酸っぱがっているのは、みっともないことだ」という意味。ここでの梅は、塩漬けの梅です。

お婆さんでなくても梅漬けを口中にすると酸っぱい表情になります。平安時代の医術書、

『医心方』には、梅の実の効果として、味は酸、心臓を静めて腹下しをとめ、唾液の過多や口の乾燥をとめる、などをあげています。

酸味のもとはクエン酸などの有機酸で、昔から梅漬けを食べると疲労回復に役立つことが知られていました。梅漬けには疲れからの回復だけではなく、殺菌や血行促進、老化防止、唾液の分泌促進といった多彩な働きのあることが分かっています。

清少納言はフルーツが好きで、「つれづれなぐさむもの（退屈な時に心をなぐさめてくれる物）」の段で、碁《ご》、双六《すごろく》などと共に果物をあげており、タチバナ、山ナシ、イチゴ、クリ、ヒシ、モモ、クルミなどが記されています。

果物にはビタミンCが多く、病気に対する免疫力を強化すると同時に、脳の機能を向上させ、体の老化を防ぐ上でも役に立ちます。清少納言は果物の健康効果を本草学などを通して、学んでいたのです。

主食のご飯も通常の食べ方以外にも、季節によって変化させて、楽しんでいます。夏は「水飯《すいはん》」であり、冬は「湯漬《ゆづけ》」です。「水飯」は、姫飯《ひめいい》（普通のご飯）に冷えた水をかけたご飯で、水は氷で冷たくする場合もあります。

「湯漬」は、米飯に湯をかけて食べるもので、寒気の強い冬に好まれました。現在のお茶漬けのルーツです。副食物は焼いた塩魚やナスやウリなどの漬物、豆醤などで、現在とあまり変わりません。

宮仕えを辞してからのことは、はっきりしていませんが、苦労しながら長生きしていたようです。若い殿上人たちが、荒れ果てた彼女の家の前を通いながら、「清少納言も、落ちぶれたものだよなア」と笑ったところ、彼女が白髪をふり乱して鬼のような顔を出し、「私は、今は零落して馬の骨のようになってしまったが、私を優遇してくれれば、駿馬のように働く能力はまだまだあるわよ！」と言って反撃したと伝えられています。

老いてもなお、清少納言は華やかな世界への再デビューを願っていたのです。

何と素晴らしい年のとり方でしょう。外見は「年寄り」に見えたかもしれませんが、心は「年寄らず」で、永遠の若々しいキャリア・ウーマンだったのです。

正確な没年は不明ですが、父は八三歳まで長生きしており、健康的な食生活を実行していた彼女は更に長生きしていたのではないでしょうか

第八章 和泉式部《いずみしきぶ》「恋ごはん」は三点セット

恋多き色好みの才女

世の中は暮れ行く春の末なれや
昨日は花の盛りとか見し

恋多き、平安時代中期の歌人として有名な和泉式部《いずみしきぶ》の作品です。「つい昨日は、桜の花の盛りだと思っていたのに、今日はもうあわただしく春が去って行く」という意味。人生の盛りも、気付かぬうちに去って行くのね、何だか私淋しいわ、という嘆きになっています。

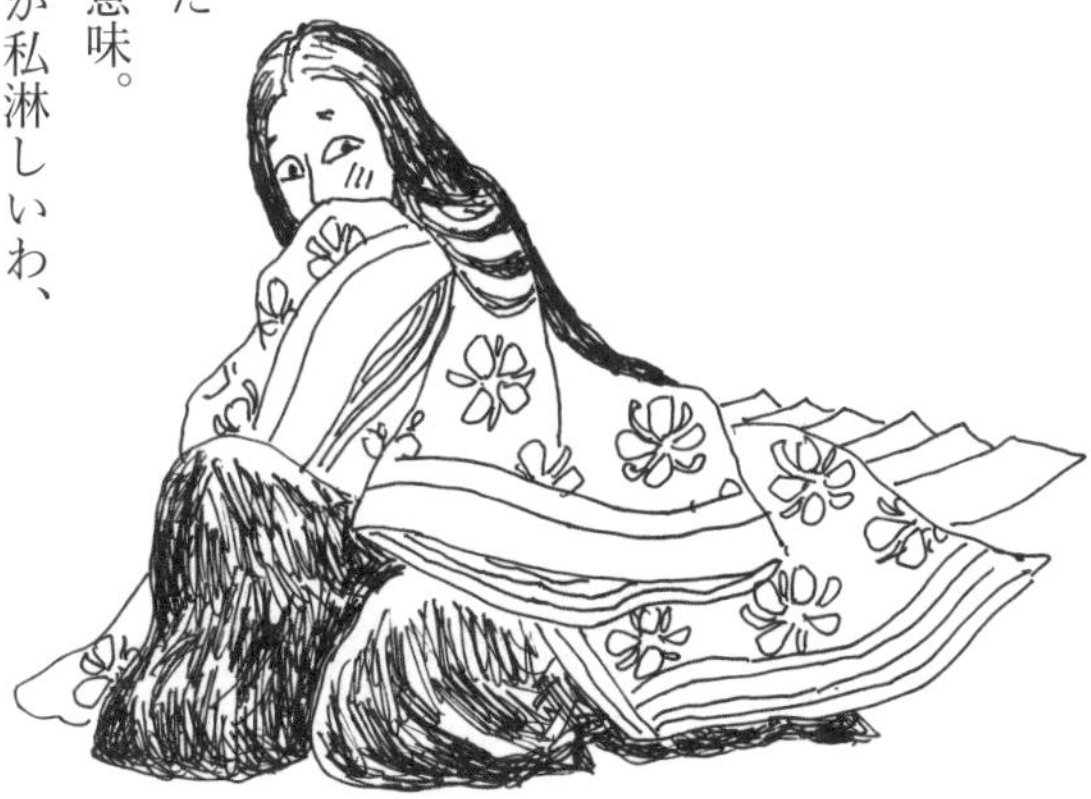

父は教養のある中流階級の役人で、彼女は幼い頃より表現力が豊かであり、両親より期待されて育ちました。一六、七歳頃から歌才を認められ、男との交渉が増えて、恋多き色好みの女と噂されるようなります。

そのような彼女の前に、かなり年上の和泉守道貞《いずみのかみみちさだ》が現れてプロポーズ、そして結婚。和泉式部という彼女のネーミングも、夫の職名である「和泉守」から来ています。

一女をもうけますが、離婚し、自由になった彼女は益々美しくなり、恋も盛んになるばかり。男たちが、何かにつけて近寄り、求愛してくるのです。

彼女は同じ歌人の小野小町と似ている所が多い。二人とも美人で、男に惚れやすいという点。自分の美貌を気にするあまり、老いを恐れ、若さを保とうとして、食べる物に配慮したという点も似てます。

小野小町は、熊の掌のようなコラーゲンの豊富な食材で作った料理を食べています。コラーゲンは肌の若々しさを保つ働きがありますから、美容効果は期待できます。

味醤とワカメの美容食

小野小町の代表的な若返り料理を「熊の掌」とすると、和泉式部の美容食は何だったんでしょうか。

それが「味醬《みそ》（味噌の前身）」なのです。彼女は、自分の若さ、美しさを保つための味醬を、宝物のように秘蔵し、誰にもあげませんでした。

ところが、ある男に激しい恋をしたとたん、味醬ファーストががらりと変化してしまうのです。それを表しているのが次の作品で、『和泉式部集』に記されています。歌題は「二月ばかり、味醬を人がりやるとて（二月ころ、味醬を人のもとに贈る時に）」となっています。

花に逢えばみぞつゆばかり惜しからぬ
飽かで春にもかはりにしかば

「美しい花を見ると、私はもう夢中になってしまいますの。この味醬は、とっても大切なものですけれども、貴方のような素敵な方にあげると思えば、ちっとも惜しくなんかありませんわ」という意味。

彼女の大事にしていた大豆発酵食品の味醬は、そのままなめても素晴らしく美味だったのです。

鎌倉時代後期の『徒然草』に、最明寺入道（出家した北条時頼のこと）が、合所の残り物の味噌を肴に酒を楽しむエピソードがありますが、平安時代と同じように貴重品だったのです。

生味噌だけではなく、汁物の調味料にしたり、焼き味噌などにもして食膳の上にのっています。

梅の花の咲く頃、和泉式部のもとに「若布《め》」を贈った男の方がいました。彼女がワカメなどの海藻を好むことを知っていて、関心を引くためにプレゼントしたのでしょう。歌題が「春の初め頃、和布《め》（ワカメのこと）と言うものを梅の花につけて、人のおこせたるに」とあり、意味は「春の初め頃に、和布というものを梅の花につけて、あるお方が贈ってきましたので」。その作品は次のようなもので「和布《め》」と「芽《め》」がかけてあります。

花見ればこのめもはるかになりにけり
耳の間《ま》もなし鶯の声

「ちょうだいした梅の花を見ますと、花が見事なばかりではなく、木の芽までふくらんで来て、もう、春なのですね。道理でにぎやかに鶯の鳴き声もいたしますわ」という内容になっています。

好みはワカメの酢味醬あえ

清少納言の『枕草子』にも「布《め》」があり、ワカメなどの海藻類のことです。王朝のレディー達は海藻が好きだったようです。

ワカメにはビタミンやミネラル、食物繊維が多く長寿効果がありますが、ヨード類も豊富であり、つやつやな髪や肌をつくるのに貢献しています。

当時、人気があったのが酢味醬あえ。材料はタイやコイなどの魚やネギなどの野菜、ワカメなどの海藻など。彼女は、美容作用があることから積極的にとっていたのではないでしょうか。

和泉式部が大豆発酵食品の味醬にこだわり、秘蔵していたのは、その美容作用を実感していたからではないでしょうか。この大豆を発酵させて作った味醬を独占したかったのです。

確かに味噌に含まれているポリフェノールの一種であるイソフラボンが若返りの成分として、このところ脚光を浴びているのです。体内で女性ホルモンのエストロゲンと似た働きをするためで、エストロゲンは、女性らしいスタイルや、肌、粘膜などの潤いを保つ作用を担うホルモンですが、骨の健康とも深くかかわりを持っています。

加齢によって女性ホルモンの分泌が減少すると、骨量が急激に低下して、骨粗しょう症のリスクが増え、骨折しやすくなりますが、それを予防する働きをしているのがイソフラボンなのです。

同時に味噌に多い大豆アミノ酸が、彼女の情熱をかき立て、行動力をサポートしていました。恋をすればするほど、彼女の美しさは輝き、男たちを魅了したにちがいありません。そのパワー源こそ、ワカメの入った味噌汁だったのです。

発想力と美貌力を生んだ小豆ご飯

和泉式部は、「小豆ご飯」も好物だったようで、「小豆のおものという物を、火取りの桶に入れて、同じ頃（小豆ご飯という物を、火鉢のような暖房器具に入れて、同じ頃に）」というタイトルの作品も残しています。

かくばかりさゆるにあつきけのするは
ひとりのおものなればなりけり

『和泉式部集』の作品で、「こんなに冷えて寒い日なのに、妙に熱気を感じられるのは、火取の桶（火鉢）に置いた小豆ご飯のせいですわ。そして、私は一人でいることを忘れないで」となります。

「小豆のおもの」は小豆ご飯のこと。当時、人気があったのが「小豆がゆ」で、行事の日以外にも、よく作られていいます。小豆で赤く染まった美しいご飯は、いかにも食欲をそそるのです。

小豆にはビタミンB1が多く、和泉式部の長時間の執筆からくる疲労の回復や肩こり、腰痛などを癒してくれていた筈です。小豆で注目されるのは、ビタミンB群の仲間である葉酸が豊富な点で、頭の回転をよくして創作能力を高める上で役に立ちました。

和泉式部の発想力、美貌力、恋愛力、健康力を支えていたのは、味噌、ワカメ、小豆の三点セットであることが分かります。

その後も彼女の男性遍歴はやみませんでしたが、縁があって丹後守の藤原保昌《やすまさ》と再婚し、夫の任地である丹後にいっしょに下って行きました。ところが、夫婦仲は、あまり円満ではありません。

結婚すると、夫は冷たくなり、都に戻ってしまい、帰って来ないのです。結局、二人は別れてしまいます。原因は歳の差があり、何しろ一〇歳以上も離れており、本能のままに生きてきた彼女にとって、物足らなさがあったのはまちがいないでしょう。

夫だった保昌は七九歳で没したと伝えられていますが、その後、彼女はどうなったのか消息は不明です。世をはかなみ出家したという説もありますが、長命だったとも伝えられています。

次の歌は、『百人一首』で有名な彼女の作品です。

あらざらむこの世のほかの思ひ出に
いまひとたびの逢うこともがな

「私はもうすぐあの世に旅立とうとしています。せめて、あの世への思い出に、もう一度あなたにお会いしたいのです」。ひたむきな恋心を表しています。

第九章 八百比丘尼《やびくに》の妖しいスーパー長寿ごはん

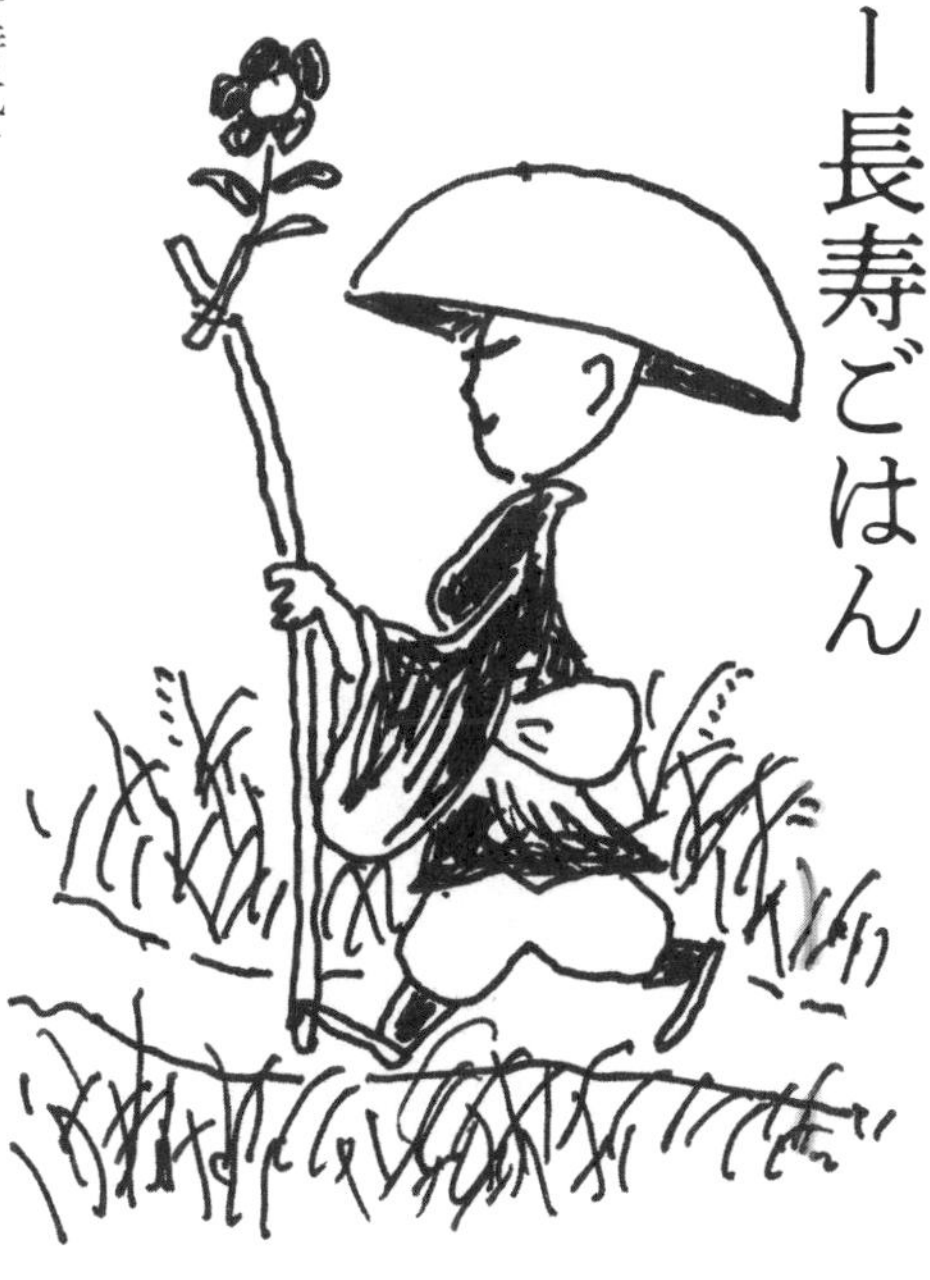

ゲラゲラ笑う化け椿

「人生一〇〇年時代」は、まちがいなくやって来そうですが、「人生二〇〇年時代」は、今のところ実現不可能と言ってよいでしょう。

ところが、八〇〇年も生き続けた女性がいたのです。もちろん伝説ですが、しかし、そのライフスタイルを検証すると、現代でも長生きに役立つ要素がたくさんありました。

福井県の若狭湾は、古くから不老長寿伝説の多い不思議な海で、若狭国の「わかさ」は「若さ」にちなんでいるのかもしれません。浦島太郎の伝説が生まれたのも、この海という説もあるのです。

そして、人魚の肉を食べて、八〇〇年も生き続けた「八百比丘尼《やおびくに》」の奇談の舞台になったのも、若狭の小浜市。もうひとつ、「化け椿」の伝説も生まれています。

椿の花が、美女に化けたり、突然ゲラゲラと笑ったりするのだそうです。今でも、北陸や東北の日本海側の各地に伝えられている奇談で、その怪しい椿を広めたのも八百比丘尼と伝えられています。

人魚の肉を食べたため、八〇〇年も娘のままの美しい容姿で長生きする運命になった八百比丘尼。比丘尼は、女僧のことです。

彼女は、自分が遊行して立ち寄ったあかしに、その土地に椿を植えました。暖地に自生する椿が、寒冷の東北地方の海岸にも分布しているのは、確かに不思議です。

八百比丘尼が手植えしたのがそのルーツなら、椿が美女に化けたり、ゲラゲラとかクスクスとか笑ったとしてもおかしくはありません。伝説としても、話のつじつまは合います。

人魚の肉を食べたばっかりに

雪の中で、ぽつんと咲く、真っ赤な椿の花に出会うと、この世のものとは思えない妖《あや》しいしい美しさを感じるのは、伝説のせいでしょうか。

福井県小浜市の空印寺《くういんじ》には、八百比丘尼が入定《にゅうじょう》（死去）した所と伝えられる洞窟がありま す。死期を悟った彼女は、洞窟に入る時に一本の椿を植え、「この椿の木が枯れたら、私が死んだと思って下さい」と伝言をします。そして、八〇〇年も背負い続けて来た悲しみの人生に別れを告げました。

幕末の嘉永三年（一八五〇）の『提醒紀談《ていせいきだん》』に、「若狭の八百尼（比丘尼）」というタイトルで、次のように紹介しています。

「若狭国（福井県）の白比丘尼と言うは、小松原の人なり。かつて、尼の父、ある日、海に釣り針をたれて魚を得たり。その形、いと奇しく、尋常のものにあらずとて、捨てて、これを食わず。尼幼くして、拾いて食いけりと言う。それは大かた、人魚と言うものなるべし。されば、尼ついには年を保つこと八百歳に及べり。時の人々、八百尼（比丘尼）と呼べり。その尼が肌、顔、背みな白いけば、白尼とも呼べり」

同書によれば、八百比丘尼は「八百尼」とか「白比丘尼」とも呼ばれていたのです。その理由は、いくつになっても、顔も肌も背中も、異常なほど艶があり、美しくて、白かったからでした。

彼女の父が海辺で捨てた人魚の肉を拾って食べた瞬間から、娘は年をとらない体になってしまいました。

白い肌は、ますます美しくなり、何十年たっても娘のままで、衰えることがありませんでした。両親、知人はすべて世を去り、一人とり残されてしまったのです。

深海魚と昆布

「人魚」とは何だったのでしょうか。

何年か前、富山湾で数メートルもある、細長い深海魚が網にかかり、話題になりました。見たこともない魚で、土地の人たちは「人魚」と呼んだそうです。

八百比丘尼が口にした〝人魚〟も、まだ知られていない、深海魚の一種だったのかもしれません。なにしろ、深海は宇宙と同じくらいのミステリーゾーンなのです。人魚のようなスタイルをした、未知の物凄く長寿の生き物が生息していて、たまたま若狭の海に浮上してしまったのかもしれません。

八百比丘尼が妖怪などではなく、人間であれば、生きている限り、新陳代謝が続き、生命を維持するためにも、最小限のカロリーはとる必要があります。

エネルギー源の炭水化物は、山のクリやクルミ、山イモなどからとれましたし、それらの食物にはビタミンB類やEなども含まれており、ビタミンCは山ブドウ、イチゴ、野菜などから供給できました。

若狭の小浜の目の前は、豊かな海ですから、波打ち際に出れば、打ち上げられた小魚類や貝類、海藻などが容易に採集できました。

若狭湾には、古くから京都へ運ぶための海産物を陸揚げする港があって、にぎわっていました。荷物には、北の海から運ばれてきた昆布も多く、八百比丘尼は、くず昆布などを分けてもらって、健康管理に役立てていた筈です。

人間離れした長寿を続けるためには、自身の養生が重要であることを、彼女はよく知っていました。昆布などの海藻を食べると、腸内環境がよくなり、それが健康長寿に役立つことも、彼女の脳にはインプットされていたのではないでしょうか。

確かに、昆布には食物繊維が多いですから、腸を丈夫にして善玉菌を増やす「腸活」の優等生です。日本人が世界でもトップクラスの長寿国なのも、昆布などの海藻類を世界一食べているから、という説もあるほどなのです。

超長寿を生んだナチュラルフード

昆布は乾燥させれば、グルタミン酸が濃縮されて、いっそう美味となり、道中の携帯にも便利です。昆布は、八百比丘尼の健康をガードするお守りのような食材だったのです。

以上のように、小浜の海辺や山のナチュラルフードを活用し、その知識と自分の健康管理の知恵を生かしながら、各地を旅し続け、時には病気の村人たちに治療をほどこしたりもしていたようです。

室町時代の中頃には京都にも現れて、一目見ようと人が集まり過ぎるほど評判になりました。八百比丘尼の八〇〇歳はともかくとして、美しいままで、長生きした女性だったのはまちがいありません。

しかも、各地を遍歴することで、筋肉や骨格の若さをサポートできますから、いっそう脳の老化を防ぎ、全身の長寿効果をあげることが可能となったのではないでしょうか。

以上述べた八百比丘尼の食事法は、あくまでも想像ですが、そのライフスタイルと共に考えれば、現在でも立派に役に立つ「不老長寿法」です。言ってみれば、海辺の村が生んだ「八百比丘尼スーパー長生き術」なのです。

八百比丘尼には、モデルが実在していた可能性もあります。昔は、各地を巡礼する八百比丘尼のような女性がいて、人々の悩み事を聞いてあげたり、病気を治してよろこばれたりしています。

決して土地に居付くことはなく、短期間で他の村に去って行く女性たち。その女性が美しければ、さまざまなロマンを残して去った筈です。そのような女性を、土地の人たちは「流れ比丘尼」とか「歩き巫女」などと呼びました。

村に来ては去って行く女性の生き方を美化して、八百比丘尼の悲しい伝説を生んだとも考えられます。

第一〇章 巴御前《ともえごぜん》に学ぶ筋肉を強くするごはん

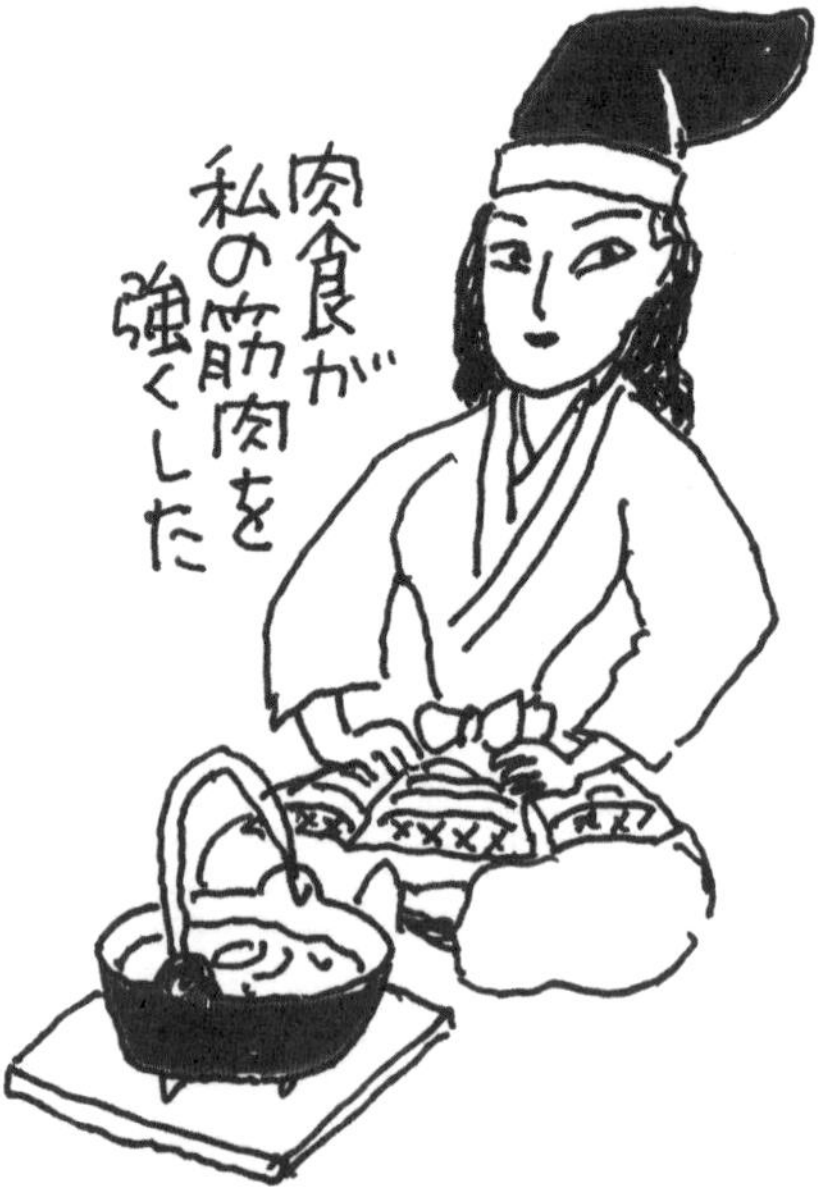

女荒武者の登場

源平合戦の時代――。
戦場に出ると、敵の男共を馬で蹴散らしながら戦う、美しい男装の美女がいました。
日本史上で、猛女の格付けをするとすれば、ナンバーワンは文句なしにこの女性といってよいでしょう。

巴御前《ともえごぜん》です。

信州（長野県）山中の木曾谷で、荒々しく成長した木曾義仲（一一五四－一一八四）の愛妾です。

天下に知られた黒髪の美人であり、『平家物語』でも「巴は色白くして、髪が長く、容姿は、まことに美しい」と絶賛しています。

それでいて、男にも引けないような強弓を平気で引く、一騎当千の荒武者であり、怪力の持ち主なのです。暴れ馬でも、平然と乗りこなし、いかなる難所でも、やすやすと越え、先頭に立って戦う男装の武将でした。

義仲の挙兵から、ずっと彼の軍と行動を共にし、合戦があると、義仲を助けて数々の武勇を発揮しています。

彼女は、武器を振り回す時に力を出す筋肉が男以上に発達した「筋肉女子」だったのではないだろうか。

それでなければ、馬を走らせながら重い武器を使いこなして、襲いかかってくる敵共をなぎ倒すことなど不可能である。もちろん、乗馬や武器使いの修行はしていたでしょうし、持って生まれた能力も人一倍あったのはまちがいありません。

それ以上に重要だったのが、筋肉を発達させ、強くするために必要な栄養成分ではないでしょうか。巴が木曾の山の多い土地で育ったことと関係があります。

巴御前の筋肉強化食

現代のように食物の流通はほとんどありませんから、地元で栽培したり、山や川で入手したものが中心となります。そのひとつに狩りがあり、武士だったら武技の向上にも役立つ上に肉も入手できるため、よく行われています。

巴御前をはじめ、木曾義仲の軍が強かったのも、木曾独特の食文化が背景にあります。イノシシやシカなどの肉に含まれているロイシンという必須アミノ酸が、筋肉の強化に役立つのです。

ロイシンは牛肉の赤身や鶏肉、マグロなどにも含まれており、現代の高齢者の筋肉減少を防ぐ成分としても脚光を浴びています。ただし、ロイシンをたくさん摂ったからといって筋肉はつきません。筋肉を使う運動をすることが不可欠なのです。

武士は、いつも体を使っていますから、肉料理を食べるごとに、ロイシンの摂取量が増えて、筋肉がもりもりとつきました。巴御前の百人力の筋肉パワーも、肉食比率の高い〝山ごはん〟によって形成されたといってもよいでしょう。

寿永二年（一一八三）、木曾義仲軍は京に攻め入り、町から平家一族を一掃します。

一時は、源氏軍のトップに立った義仲は、「朝日将軍」などと呼ばれて、有頂天になってしまいます。

その絶頂期の彼の陣所に、朝廷の使者として、公家の猫間中納言光隆《ねこまのちゅうなごんみつたか》がやってきました。たまたま、食事時だったので、義仲は部下の者に命じて、もてなしの料理を用意させます。

その時の献立の内容を『平家物語』は、次のように紹介しています。

「田舎合子《いなかごうす》（合子は蓋付きの朱塗りの椀）のきわめて大きなる物に、飯をうず高くよそおい、御菜は三種、それに平茸の汁」というメニュー。

公家もビックリ大盛りの玄米ご飯

粗末な食品に、うず高く盛った飯というのは、玄米とアワなどを混ぜて炊いたものと思われますが、これが当時の武士にとっては当たり前。

武士は、一日に五合の玄米を朝と夕の二回に分けて食べていました。一食で二合五勺（三七五グラム）となり、これを椀に盛ると、「うず高く」となります。

この位食べないと、敵を倒す力は出ません。巴御前も、荒々しい男並みの玄米飯を平らげていた筈です。

この大盛りの玄米飯にキノコ汁と漬物、焼いた干魚、芋の煮物などの三菜がついています。現代からみても、理想的な長寿ごはんです。木曾は山中ですから、食材にもキノコ類が多く、今回の食膳にも平茸が用いられています。キノコは味がよいだけではなく、ベータ・グルカンなど長寿効果の高い成分が含まれています。

しかし、白米飯を常食している公家の猫間にとっては、目の前の料理は耐えられるものではありません。義仲が、うまそうに食べ始めたのに、猫間は箸に手が出ないでいます。

それを見た義仲は、「猫間殿は、少食ですなア。さあさあ、食べたまえよ」と荒々しくうながします。

猫間は、冷や汗をかきながら、身動きもできません。グルメの公家にとっては、我慢のできるものではなかったのです。義仲はそんな猫間を無視して、料理を残らず平らげ、「ワッハッハ」と大笑いして箸を置きました。

京では、マナーも知らず、政治的な手腕にも欠けていた義仲に悲運が続きます。配下の雑兵たちが都で乱暴や略奪を働き、大騒ぎになります。

やがて鎌倉勢に追われ、自分の最期を悟った義仲は、巴に故郷に帰るように命じて戦死。

その直前、巴は最後の奉行とばかりに、大力を発揮してみせます。鎌倉軍の中でも強力で知られた御田八郎師重《おんだのはちろうもろしげ》と出会い、彼に飛びかかり首をねじ切り、捨ててしまいました。敵も味方も果然として、追って来る者もいません。やがて、彼女は鎧《よろい》を脱ぎ捨てると、美しい女性の姿になって、姿を消して行きます。

「巴ごはん」に長寿法を学ぶ

何を食べたら、巴御前のような「美しさ」と「怪力」、そして「長寿（巴は九一歳まで生きたと伝えられています）」を手中にできるのでしょうか。令和の巴御前になるためのメソッドを探ってみました。

その一、巴は山国で育っており、野山を走り廻って成長したために、骨太になり、筋肉のつきやすい体質になった。

その二、主食は玄米や雑穀などで、ミネラルやビタミンB類、ビタミンEなどが多く、健康によいカロリーのとり方をしていた。

その三、ジビエ（イノシシなど野生鳥獣の肉類）文化の発達した山国で生活しており、肉食比率が高い。したがって、筋肉成分のアミノ酸であるロイシンをとることが多く、自然に怪力が身についた。

その四、年中食用にする山菜には美肌効果のビタミンCやE、カロテン、食物繊維が豊富で、キノコには病気を防ぐ栄養がたっぷり含まれています。

その五、骨付き肉や内臓類も食用にしており、コラーゲンの摂取量も多く、永遠の若さ、美しさを維持する上で大きく役に立っていた。

その六、巴ごはんの極めつけは、味噌を通してとっていた大豆イソフラボンで、植物性の女性ホルモンと呼ばれる位、アンチエイジング作用が高い。

木曾義仲と戦場で死別してからも、彼女は数奇な運命をたどります。

源頼朝の命によって鎌倉に下向した巴御前は、斬首の刑に処されそうになりますが、有力な御家人の和田義盛《よしもり》に救われ、妻となり息子を生みます。しかし、その後、夫も子も戦死し、またもや独り身になってしまいます。

巴御前は、泣く泣く鎌倉を離れて出家します。やがて、たいへんに思いやりの深い、心やさしい尼さんとなり「巴尼さん」と呼ばれていたそうです。亡くなった者たちを弔いながら、静かに余生を送り、九一歳でこの世を去りました。

第一一章　北条政子の烈女ごはんが幕府を救う

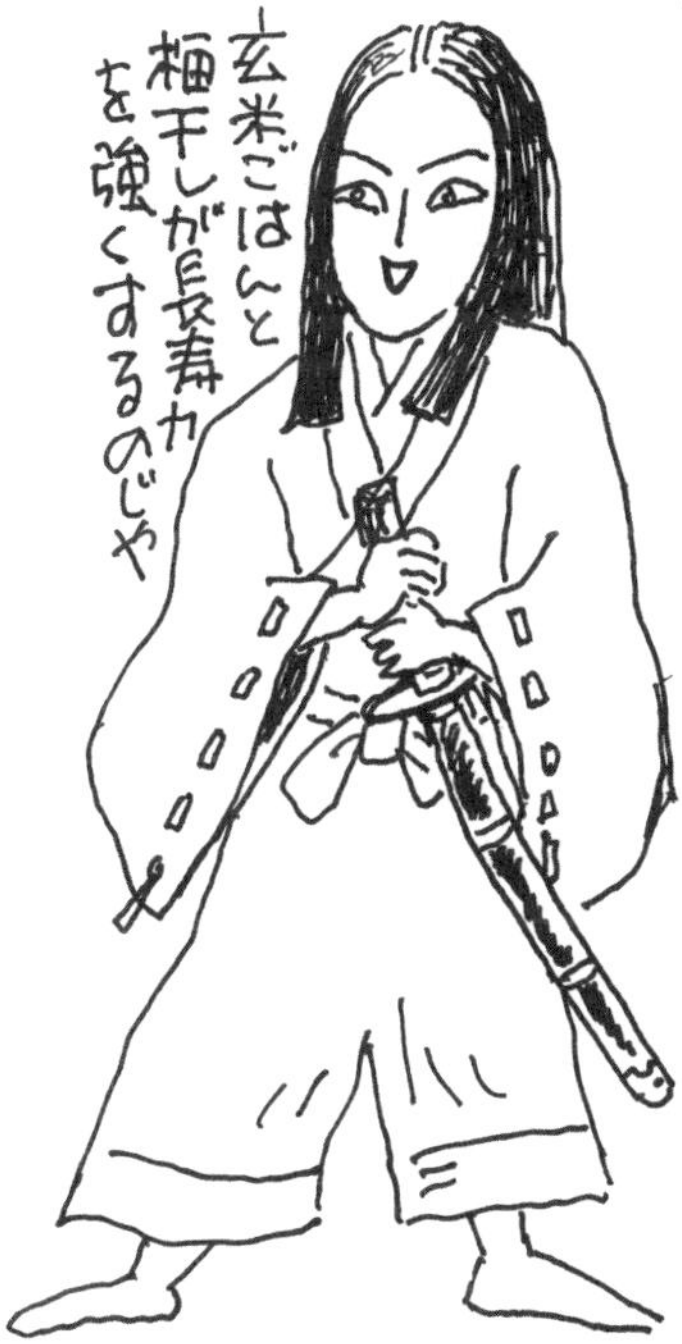
玄米ごはんと
梅干しが長寿力
を強くするのじゃ

史上最強の鎌倉武士

日本の武士の歴史の中で、最強だったのは鎌倉武士といってよいでしょう。鎌倉市の材木座の付近からは、よく鎌倉時代の人骨が出土していますが、男性は武士のものと推測されており、大腿骨などは現代人の骨より太く、がっしりとしています。男性の平均身長は一六〇センチ弱で、女性が一四五センチ位。戦国時代の男性で一五七センチ位ですから迫力があります。鎌倉時代のがっしりした男達の骨格に筋肉がつくのですから、格闘技のプロ並みの体形をしていた筈です。

肉体の形成に重要なのが、食事であるのは言うまでもありませんが、その内容が実にすばらしい。

主食は、玄米ご飯の大盛り。これに大根やゴボウ、青菜など実だくさんの味噌汁、近海でとれたサバやイワシなどを焼いた料理がつきます。さらに、この時代から武士の食膳に梅干しがつくようになった点が注目されます。

鎌倉時代の食膳の風習や故事を記した『世俗立要集』をみると、武士の酒肴のすえようとして、打ちあわび、くらげ、梅干しの三種に塩と酢が添えてあります。

梅干しが食膳にのる

もともと、梅干しは僧家の飯菜でしたが、この時代から武士の食膳にものるようになりました。

この習慣は注目すべきで、その後も、梅干しは戦国時代の武士に受けつがれ、江戸時代の朝食、太平洋戦争中の梅干し弁当、さらに現代の健康食として大切にされ、日本人の長寿を今でもサポートしています。

武士たちの食事は、玄米ご飯の大盛りであり、噛むと、ほどよい甘みが口中いっぱいに広がって、梅干しの酸味と絶妙に合ったのではないでしょうか。

酸味のもとはクエン酸などの有機酸で、昔から梅干しをなめると、疲労回復に役立つことが知られていました。激しい合戦や強行軍の後の息切れを癒し、疲労を回復させるために欠かせなかったのが梅干しだったのです。梅干しには強い殺菌作用もあり、陣中での食中毒予防にも役立ちました。

さまざまな梅干しの機能を知りつくして、実戦に活用していたのが鎌倉時代の武士たちだったのです。

このような荒々しい時代に登場して来たのが、後に「尼将軍」と呼ばれた激情タイプの北条政子（一一五七―一二二五）。鎌倉幕府の初代将軍となった源頼朝（一一四七―一一九九）の正室ですが、気性が激しく、頼朝も手を焼いています。

一夫多妻が普通であった時代であっても、頼朝の浮気を許すことはありませんでした。夫の浮気相手の屋敷を、男共を連れて襲撃し、叩きこわしてしまうほどの激情タイプなのです。

この激しさは、夫が死ぬと、幕府を守るための行動に向かいます。自慢の黒髪をおろして尼となり、幕府の先頭に立ち、尼将軍と呼ばれるほどの大活躍を見せます。

かいもちと肉料理

政子のエネルギー源は、武士と同じで山盛りの玄米ご飯が中心。欠かさなかったのが梅干しで、なめただけで口がすぼみ、顔中の筋肉という筋肉がギュッと縮むほど酸っぱい、クエン酸の味を好んでいたようです。

武士たちは小腹がすくと、よくそばもちを食べて、力をつけています。当時は「かいもち」と呼ばれ、弱火にかけた鉄鍋にそば粉と湯を入れて練り、もち状にしたもの。味噌などをつけて食べますが、武士にはぴったりの即席兵糧として、よく用いられていたのです。主成分は炭水化物ですから、戦うためのエネルギー源としては、理想的で、即戦力がつきます。

これに生味噌をつけて食べるわけですから、アミノ酸バランスに優れたタンパク質も豊富にとることができました。このそばもちは、即席兵糧として戦国時代まで戦場を走り廻って戦う男たちの空腹を癒し続けることになります。簡単に作れて、体にもよいところから北条政子も好んで食べていたのではないでしょうか。

夫の頼朝は、よく巻狩《まきかり》に出かけており、獲物のシカやイノシシの肉もひんぱんに食膳に出され、政子も盛大に平らげています。荒くれた男共の先頭に立って行動するエネルギー源としては申し分ありませんでした。

幕府を救った烈女

強気と度胸で幕府の切り盛りに尽力してきましたが、政子に最大のピンチが襲いかかってきました。

夫の頼朝が世を去って隙が生じると、朝廷の軍が政権を奪い返すビッグチャンスとばかりに、鎌倉体制に不満を抱く各地の武士団に号令を発し、討幕の兵をあげたのです。

これを見て、東国の御家人たちは動揺しました。このままでは、朝敵の汚名をきせられてしまうと、弱気になる武士が続出したのです。

鎌倉幕府最大のピンチが襲いかかってきました。この非常事態を収拾したのが、実に烈女の政子だったのです。

武士たちを集め、その前に仁王立ちした政子は、涙ながらに訴えました。

「平家との合戦に明け暮れていた時には、夫や皆々方の身を心配して、眠ることも出来なかった。今は、その夫も子等も皆世を去り、私ひとり。その挙げ句に、敵の大軍が攻め込んで来る。

皆の者よ、よく聞くがよい。将軍家の恩を忘れて、宮方につくのなら、それでもよい。敵となるか、鎌倉にとどまるか、今この場ではっきりさせよ」（『承久記《じょうきゅうき》』より）

宮方につくなら、今この場で、この尼を殺してから行くがよい！　と大きな声を張り上げて叫びました。

政子の捨て身の演説に、武士たちは深く感動して涙を流し、結束を固めて戦うことを誓ったのです。

そして、幕府は大軍で京都に攻め上り、宮方の討幕軍を難なくうち破りました。この勝利によって、幕府の力は全国的に強固となり、政子の権威もいちだんと強くなったのはいうまでもありません。

これが有名な承久の乱（一二二一）です。政子の生涯は波乱の連続でしたが、命がけで何とか乗り切り、当時としては長命で六九歳で世を去っています。

梅干しの効果

鎌倉武士や烈女の政子たちが食事ごとにとっていた梅干しの効果をあげてみましょう。最近、免疫力の強化に役立つ伝統食として脚光を浴びています。

その一、クエン酸効果で疲れが軽くなる。

その二、強烈な酸味で食中毒を防ぐ。

その三、梅干しを口にすると唾液が増える。唾液には老化を防ぐパロチンや消化をよくするアミラーゼなどが含まれている。

その四、ウイルスなどに対する免疫力を強くする働きが期待されている。

その五、軽くあぶるとムメフラールが増え、血行をよくする。

その六、食欲が進み、体中にエネルギーが充満する。

第一二章　前田まつの「子沢山《こだくさん》ごはん」

まつは一二歳で嫁入り

戦国武将は、たいがい早婚です。

当然、妻になる女性も若い。

武士は、いつ死ぬか分からず、跡取りを早く作っておかなければならない乱世だったの

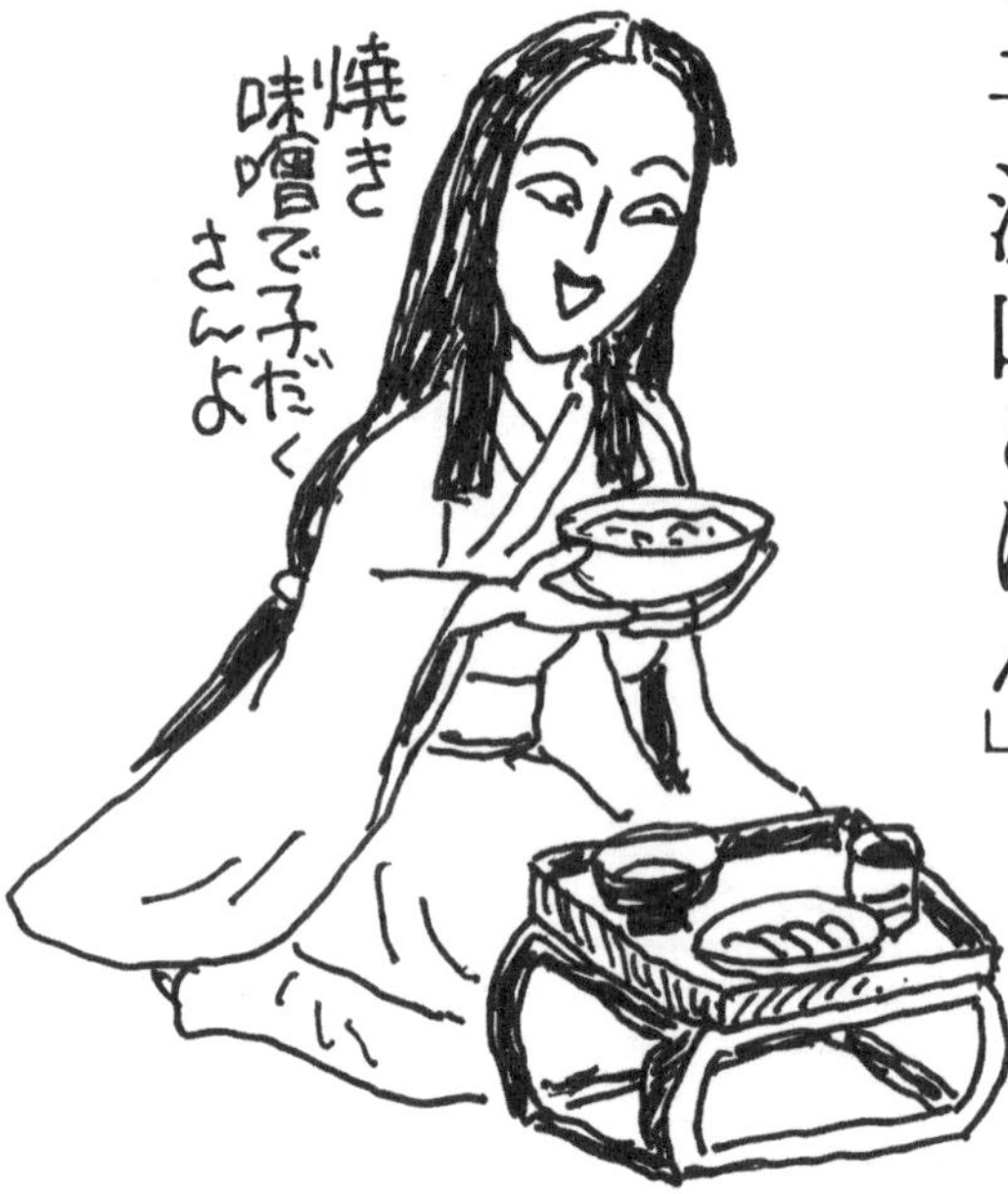

です。

そのよい例が、前田利家の妻となったまつ（一五四七―一六一七）でした。まつは一二歳で二一歳の利家と結婚しています。現代でしたら、結婚できる年齢ではありませんが、戦国時代の幼妻は珍しくありません。

利家は一〇歳ほど年上でしたが、武将としては極めて有能で、後に加賀百万石の土台を築きます。

それにしても驚くのは、戦国時代の女性たちの強靭な身体と精神力。一二歳で利家の正妻となったまつは、翌年には早くも長女を生んでいるのです。一三歳の出産でした。

現在では考えられない初産年齢ですが、当時は珍しいことではありません。

女性でも、いざとなれば鎧を身につけ、刀をとって戦う時代であり、現在とは比較にならないほど、腕や足の筋肉が盛り上がり、身体機能がトレーニングによって発達していたのです。若い時から美人で知られたまつの顔かたちは、歳をとってからもあまり変わらなかったと伝えられており、食生活での栄養のとり方が優れていたのです。

二人は、まわりがうらやむほど仲むつまじく、次々と子を生み、結局、まつは一一人の子を生みました。一人でこの出産数は、戦国時代でも、かなり珍しかったようです。

一一人の子を生んだまつの食事

まつは、まれに見る美しい女性であり、何よりも体が丈夫で、一一人も出産しても、びくともしません。

当時の武家の食事が、まつの健康にとっては理想的だったのです。

玄米めしを中心とする武士ご飯が、彼女の美しさはもちろん、肝のすわった行動、そして長生きにも役に立っていました。

今日も戦い、明日も合戦というのが戦国乱世の日常であり、そのようなハードボイルドな時代に、生き残るための筋肉と強い精神力を養っていたのが、武士の決まり事である一日五合の玄米ご飯。

五合の玄米を朝と夕の二回に分けて食べます。五合というと七五〇グラム前後になり、ざっと二六〇〇カロリー。女性の場合ですと、男の七〇パーセント位を食べています。

玄米は、白米とちがい、栄養の宝庫である発芽や糠の層がほとんど残っています。その糠には、ビタミンB_1が豊富で、疲労回復に役に立つし、米の炭水化物を即座にエネルギーに変換するのに欠かせません。

玄米ご飯は、筋肉にカロリーを供給して力をつけ、戦う意欲を奮い立たせるのです。ビタミンB_1が不足すると、怒りっぽくなり、集中力もダウンしてしまいますが、その原因こそ、脳のエネルギー源であるブドウ糖がスムーズに代謝できなくなってしまうため。こうなっては、戦意も体力もダウンしてしまいます。

現代人の場合ですと、仕事に対する意欲の低下につながりかねません。創造性の高いビジネスに、米糠にたっぷり含まれているビタミンB_1が不可欠なのです。

スタミナ源は玄米ご飯と豆味噌

玄米ご飯の炊き方にも、工夫がこらされていました。

一晩水に浸けておいてから、炊くのです。すると、玄米が発芽しようとして、酵素が目覚めて活動を開始し、今、日本で長寿のご飯として人気の「発芽玄米」になります。

発芽玄米にすると、酵素の作用で甘みが出て、玄米より食べやすくおいしくなり、ビタミン類やアミノ酸、特殊成分などが増えるのです。

中でも注目されるのはギャバ（ガンマ・アミノ酪酸）が増え、冷静さと集中力を強化する能力を高めますから、武士にとっては理想的なご飯となります。

利家もまつも、尾張（愛知県）の出身で、味噌文化からいったら、大豆一〇〇パーセントで造った「豆味噌」です。歴史の古い発酵食で、名古屋味噌、三州味噌、三河味噌、八丁味噌といった、さまざまな呼称の銘柄で知られています。

光沢のある濃い赤褐色をしており、濃厚なうまみと渋み、かすかな苦みや酸味もある個性的な味噌で、懐石料理の調味料として欠かせません。

大豆を原料とし、これに麹菌を増殖させてタンパク質からうまみ成分のアミノ酸を溶出させ、さらに酵母や乳酸菌で発酵させた、長寿効果の極めて高い調味料といってよいでしょう。

焼き味噌作ってお茶漬けサラサラ

尾張、三河地方からは、たくさんの天下とりの実力を持った大名が輩出しています。織田信長、豊臣秀吉、徳川家康などが、時代のトップランナーですが、前田利家も実力派の大大名です。利家以外は側室が多く、実はことごとくが好色大名。

豆味噌には、アルギニンという好色や多産の力をパワーアップするアミノ酸が多く含まれています。アルギニンは玄米ご飯にも含まれているので、利家とまつ夫婦の場合のように、自然に愛情が濃くなったのではないでしょうか。

豆味噌に多いイソフラボンは、女性ホルモンと同じような作用を持つ成分として知られ、女性らしい体つきや肌の若さ、うるおいを保つなどの働きをしていた筈です。イソフラボンには、骨を丈夫にする作用もあり、まつが晩年になっても若々しく行動できたのは、骨の老化があまり進んでいなかったからかもしれません。

信長なきあと、天下を受け継いだ秀吉を支えて行動する利家の健康に気配りしながら、まつは愛する夫の食事をまかない続けました。

秀吉の死後、利家は六一歳で病死。夫を亡くしたまつは、出家して芳春院《ほうしゅんいん》と号します。秀吉の没後、天下を奪い取った家康は、利家の後《あと》を継いだ利長の戦力を警戒して、母の芳春院を人質として、江戸城に入るよう要請してきました。

まつは逡巡《しゅんじゅん》する利長をたしなめ、前田家を救うために、自ら人質として江戸に行き、徳川幕府の管理下に入ります。芳春院が金沢に戻ることを許されたのは、利長が没した翌月の慶長一九年（一六一四）の六月のことでした。

まつは、激動する時代にたくましく立ち向かいながら、前田藩を守り、元和三年（一六一七）に七一歳で利家のもとに旅立ちました。

生前、信長も秀吉、利家も「焼き味噌」を菜にした湯漬け（お茶漬けのこと）が大好物でした。

特に有名だったのが信長。今川義元を討つため、桶狭間に出陣する直前、焼き味噌を菜に湯漬けをかっ込んでから馬を走らせています。作戦は大勝利となり、信長の名は近隣に轟きました。この勝利をきっかけに、信長は天下統一に大手をかけることになるのです。

焼き味噌をのっけた湯漬けは、実に美味で、何杯でもお代わりが出来るほど。利家とまつも、冬の寒い夜など、二人で焼き味噌の湯漬けを大笑いしながら、何杯も、何杯もお代わりしていたのではないでしょうか。

焼き味噌は底冷えのする寒い夜など、体の芯からぽかぽかしてきて汗ばむほど、体が温まります。

まつごはんの「焼き味噌」を作って、体の隅々まで元気になりましょう。

フライパンに食用油をたらして、現在ご使用中の味噌を入れ、砂糖少々、おろしたショウガ、ニンニクと酒も少し混ぜて火にかけ、香りが出るまで練って出来上がり。ご飯の友、お茶漬け、酒肴などに食欲湧出一〇〇パーセントの味わいです。

第一三章 望月《もち》千代女《づきちよじょ》の甘い忍者兵糧丸

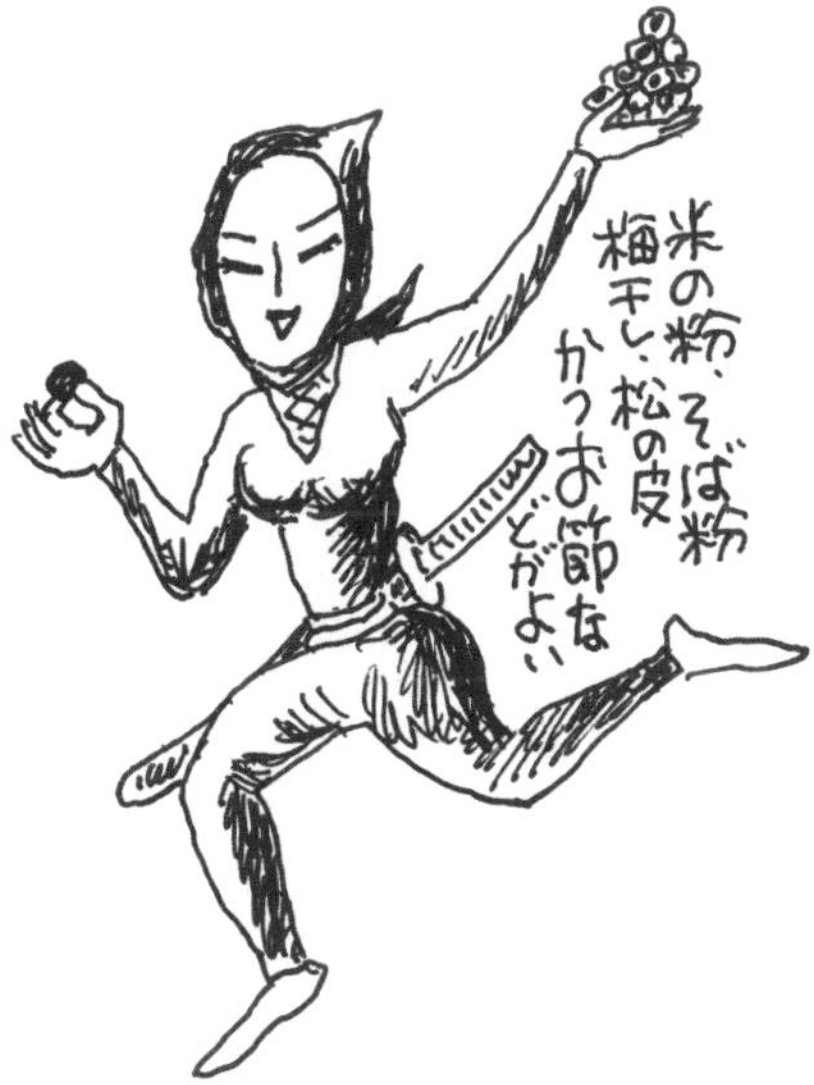
米の粉、そば粉
梅干し、松の皮
かつお節な
どがよい

くのいちの身を守る「天狗倒し」

戦国時代のような明日の予測もつかない乱世になると、信じられないようなパワーを持った女性が出現します。

時代が呼び寄せるのかもしれません。

そのような時代背景に、甲斐の国（山梨県）に出現したのが望月千代女という女忍者、つまり「くのいち」です。「女」の文字を分解すると「くノ一」となり、ここから「くのいち」となりました。

甲斐の国の武田信玄（一五二一―一五七三）に仕え、男など足元にも及ばない活躍をしています。

しかも美人で、目の前に現れるだけで、男を惑わす妖しさがあったと伝えられています。女忍者特有の術に「天狗倒し」があります。男に襲われて、組み敷かれたような場合、女はあきらめたふりをして全身の力を抜く。男は鼻の下をのばして、押さえ込み、着衣をはぎ取ろうとします。

次の瞬間、パチンという不気味な音がして、男は上体を起こして目を廻し、硬直してしまう。女忍者が、両手で男の両耳を力まかせに強打した瞬間でした。男は、あっさり脳震とうを起こして、気を失ってしまったのです。

この鼓膜《こまく》破りを「天狗倒し」と呼びます。女忍者の方から、男を色気で誘い、術をかける場合もありました。千代女も行っていたのではないでしょうか。

「すっぱ抜く」のルーツも武田忍者

武田信玄のひきいる忍者集団を「透波《すっぱ》」と言い、今でもよく使われる「すっぱ抜く」という言葉のルーツも透波で、他人の秘密をあばくという意味もあります。透波の中には、一日五〇里（約二〇〇キロ）位は、平気で走破する走りの達人が何人もいたそうです。

女忍者の千代女は、美人で構成する「歩き巫女《みこ》」集団を束ねる隊長の役目も果たしています。

巫女は白衣の旅装束で身をかため、胸に外法箱《げほうばこ》を下げ、占いや祈とうをして神託を告げたりもしています。呪術をかけながらセクシーに踊ったりもするのです。

有力な武士たちは、酒宴に招いて、巫女たちに夜伽《よとぎ》の相手をさせることもありました。妖しい魅力を持った若い女達が、まさか、甲州軍団の諜報忍者部隊とはとても思えなかったのです。

透波や歩き巫女たちは、情報を集めるだけではなく、デマを流したり、放火や暗殺なども行っていました。

武田信玄が、近隣諸国から「足長坊主《あしながぼうず》」と仇名され、恐れられていたのは、敵対する勢力の情報を、信玄は不思議なほど早々と握ってしまうからで、それらの敵方のデータをとどけていたのが透波や歩き巫女たちだったのです。

忍者兵糧丸と千代女

千代女たちくのいちや透波の人間業とは思えないほどの速歩や、城の天井などに忍び込んで、何日も飲まず食わずに、隠密行動を支えていたのが忍者食でした。

直径二センチほどの丸薬で、一日に五、六個も食べれば、空腹にならず、頭脳力は益々冴えて、体も軽くなり、気力が体中に満ちてくるという、まるでサプリメントのようなサバイバルフードなのです。

忍者食の製法は、忍者集団ごとの秘伝ですが、甲斐に伝わる「忍者兵糧丸」に用いる材料は次の通りです。

◉**寒晒しの米粉**　蒸した玄米を寒風にさらして干飯にし、これを粉末にしたものである。
◉**そば粉**　全粒粉を用いる。
◉**カツオ節粉**　カツオ節を細末に削って、さらに粉末にする。
◉**鰻白干しの粉**　鰻を裂いてよく蒸し、さらに寒風にさらしてからからに干し、粉末にして用いる。

◉梅干しの肉　種子を除いた梅干しをよく擂り、他の材料に混ぜる。

◉赤松の甘皮　赤松の白い甘皮だけを使用し、せいろでよく蒸し、寒風の中にさらしてからからに仕上げてから、粉末にする。

以上の材料を濁り酒（清酒でもよい）でよく練り混ぜて蒸し、梅の実ほどの丸薬にしてから蒸し、乾燥させ用います。

他の兵糧丸の場合でも、酒はふんだんに用いています。アルコールは、カロリーを高めると同時に保存性を高める上でも役に立ちました。戦国時代の酒は濁り酒ですから、糖質を含んだ固形成分が多く、兵糧丸に素朴な甘みをつける上でも役に立っていました。

くのいち集団の頭領であった千代女は、ハチミツなども加えて、さらに甘みをつけた女忍者用の兵糧丸を作り、歩き巫女たちに配ってよろこばれていたそうです。カツオ節には記憶力を緻密にする上で頼りになるオメガ3系の質が多いし、鰻の粉には手足の筋肉を丈夫にするアミノ酸のロイシンが含まれています。

兵糧丸を噛みながら暗躍する千代女たちのおかげで、信玄は居ながらにして、各地の情報を入手し、有利に戦うことができ、勇名を残すことが可能となったのです。

徳川家康の兵糧丸

信玄が陣中死し、後《あと》を継いだ勝頼も死去したあと、千代女はどのような生き方をしていたのかは不明です。

しかし、千代女は、兵糧丸の製法に通じていた筈ですから、薬効性の高い黒ゴマなどの食物を活用して、自分専用の「長命丸」のような加工食を作り、どこかの山中で花や鳥を相手に、驚くほど長生きしていた可能性があります。

兵糧丸は、忍者ばかりではなく、上杉謙信や黒田官兵衛、石田三成、真田幸村、徳川家康なども、それぞれ知恵をこらして作っており、実戦に用いています。

徳川家康の兵糧丸も伝わっており、内容は「黒ゴマ、黒豆、そば粉、かたくり粉、それに砂糖」を配したものだったようです。

この配合から判断すると、記憶の衰えを防ぐと同時に、疲労回復や免疫力の強化、さらに、若返りや精力増強といった効果まで考えて作ったものと推測できます。

黒ゴマや黒豆の黒い色素はアントシアニンなどの抗酸化成分ですから、合戦場に降り注ぐ紫外線よけに役に立ったし、黒ゴマには、ピンチになってもイライラをおさえるカルシウムや長寿成分のセサミン、ビタミンなども豊富に含まれています。

砂糖は脳の回転をよくして、筋肉へのエネルギーを引き立ててくれます。家康は甘い物が好物だったらしく、没後に遺品を調べたら、大量の砂糖とはちみつが出てきて、まわりの人たちを驚かせています。

第一四章 お菊、そば焼き食べて波瀾の長寿

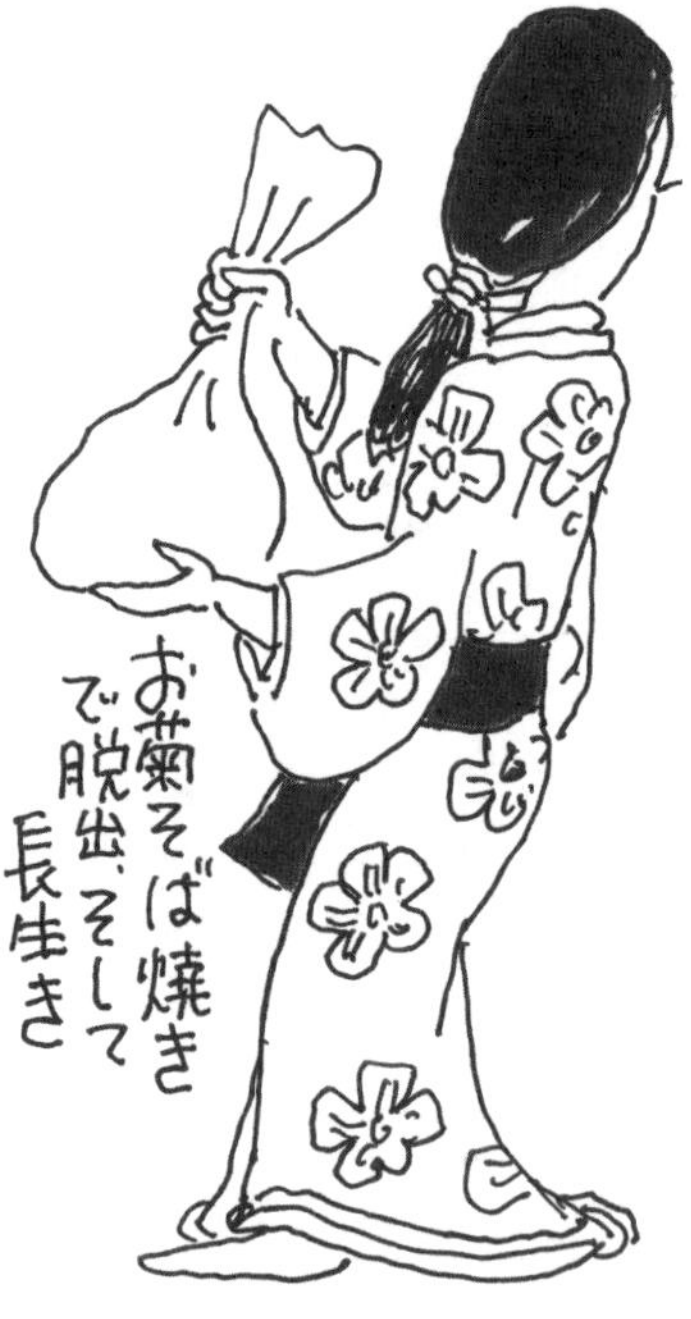

お菊の好きな「そばクレープ」

合戦続きの乱世になると、大人も子供も、もちろん女性も、飢えた野良犬のようにしたたかになります。

弱気を見せると、たちまち襲われ身ぐるみの奪取どころか、命だって危ない。だから、武器を身につけ、眼光を鋭くして用心しました。

元和元年（一六一五）、大坂夏の陣で徳川家康率いる三〇万の大軍に攻撃され、秀吉亡きあとの豊臣勢が立てこもる大坂城は、煙をあげて炎上します。

落城直前の城内には、秀頼の母、淀君に仕える、うら若いお菊という娘がいました。年は二〇歳ばかりで、もちろん未婚です。

攻撃を受けながらも、日本一の名城と評判の大坂城が落ちるなど、お菊は夢にも思っていませんでした。

落城当日の五月八日、お菊は奥女中たちが居住する長局《ながつぼね》にいましたが、戦火をよそに、たまたまそば粉があったので、下女を呼び、「そば焼きを作って下され」などと、のんきなことを言っています。

「そば焼き」というのは、そば粉を水で練り、薄く平らに丸くのばして焼いたもの。刻みネギなどを混ぜた味噌を塗り、くるくると巻いて食べますが、城内では、若い女性たちに人気がありました。現代でいったら、「そばクレープ」で、甘味噌を塗って仕上げると、素朴で美味です。フライパンで簡単に作れます。名付けて「お菊焼き」、作ってみませんか。

大坂城を脱出

城内の食事は、朝と夕の一日二回食が基本ですが、その中間で空腹になった時など、簡単に調理のできるそば粉は重要で、どこの城にも、非常時に備える意味もあって、ストックされていました。

そば粉は、野戦食としても欠かせない兵糧であり、同粉や小麦粉を活用してスピード戦法をとり、勝ち進んで行ったのが甲斐の武田軍や信州の真田軍であり、どちらも現在でも、「ほうとう」や「そば」、「おやき」などの粉食文化が盛んであり、郷土名物になっています。

そば粉は熱湯で練るだけで食用になるため、陣中食として重要でした。米だと炊飯の手間がかかるが、そば粉の場合、熱湯をかけるだけだから簡単です。

そば粉はタンパク質が米の約二倍も含まれていて、疲労回復に効果のあるビタミンB_1や脳の機能性を高める作用で注目の葉酸も多い。女性の若さを保つビタミンEや血管を丈夫にして、血液のさらさら効果に役立つルチンも豊富。「そば好きは長生き」ということわざがあるのも頷けます。

そうこうしている内に、城内の各所から火の手が上がってきます。「女中たちは、城を出てはならぬ」と、大声の緊急命令が出ましたが、お菊は無視します。

まず、そば焼きを布に包んで、懐にねじ込み、次に腰巻を三枚重ねて腰に巻きつけ、その上から着物も三枚重ね着しました。

さらに、金を溶かして竹筒へ流し込んだ「竹流し」を数本懐中にねじ込み、城からの脱出をはかります。

しかし、そば焼きやら金の延べ棒の詰まった竹流し、その上、着物を体にぐるぐる巻きにしているものだから、走ろうとしても足がもつれて進みません。

そばの長寿効果で八三歳

ようやくの思いで、城の出口にさしかかると、どうしたことか、豊臣家のヒョウタンの馬印がうち捨てられています。徳川の者に拾われては恥辱になると考え、とっさに打ちこわして、目につかぬ場所に片付けてから、小走りに逃げ出しました。

いかにも、しっかり者の戦国娘らしい主家意識です。状況の変化に、機敏に対応しながら、たくましく生き延びて行きます。いざとなった時の女性ほど、強いものはありません。まさに、男勝りです。

城外に出ると、銃弾を防ぐための竹の束が並べてあったが、武者たちの姿は無いように見えた。ところが、竹束のかげから、錆びた刀を構えた男が出てきて、「金を持っていたら、早く出せ。殺すぞ」と脅します。

お菊は、大胆でした。

大判一枚分の金を溶かして、竹筒に流し込んで作った、竹流しを二本も与えながら、「道案内してくれたら、もっとお金をあげよう」と言って、その落ち武者を用心棒にしてしまいます。

用心しながら歩いていくと、淀君に縁のある者たち一行と出会い、同行を許されます。その後、一同は、徳川家康の本陣におもむき、事情を話すと、お菊をはじめとする女中たちは無罪放免となり、とある民家で休息していると、徳川方より、行器《ほかい》（食物を入れて運ぶための大型の食器）に、おこわを盛ったものがとどけられ、一行は紙にとり分けてむさぼるようにして平らげてしまいました。

そこで一行と別れたお菊は、一人になり大坂の町に入って行きます。

知り合いの商家を思いつき、訪ねて行きます。しかし、お菊が大坂方の落人《おちうど》というので、後難を恐れて、一夜も泊めてはくれませんでしたが、それでも晒布《さらし》を二反恵んでくれました。

食はすでに尽き、空腹と疲労でふらふらになりながら、秀吉の側室であった松の丸殿を頼って京都に出ます。最後の望みでした。

お菊に同情した松の丸は、温かく迎えてくれました。彼女は、しばらく京都で生活していましたが、備前（岡山県）の縁者のもとに身を寄せることになります。やがて結婚もして、幸せな人生を送りました。そば焼きが好きで、よく作っては夫と二人で思い出話をしていたのではないでしょうか。

そば粉に含まれているルチンやビタミンB_1効果などがあったのでしょうか、お菊は長生きで八三歳まで生涯現役でした。大坂城が炎上したのが二〇歳の時、それから六〇年以上も長生きし、晩年は夫婦仲良くとても幸せな人生でした。

第一五章　春日局の七色ごはんで家光元気

夫と姦通の下女を斬殺

春日局は、名をお福といい、天正七年（一五七九）に明智光秀軍の勇将として知られた斉藤利三《としみつ》の次女として生まれました。

合戦続きの乱世のまっただ中です。

天正一〇年（一五八二）、明智光秀が主君の織田信長を本能寺で暗殺したあと、山崎の合戦で豊臣秀吉と戦って敗れ、光秀は逃走の途中で、土民に殺されています。

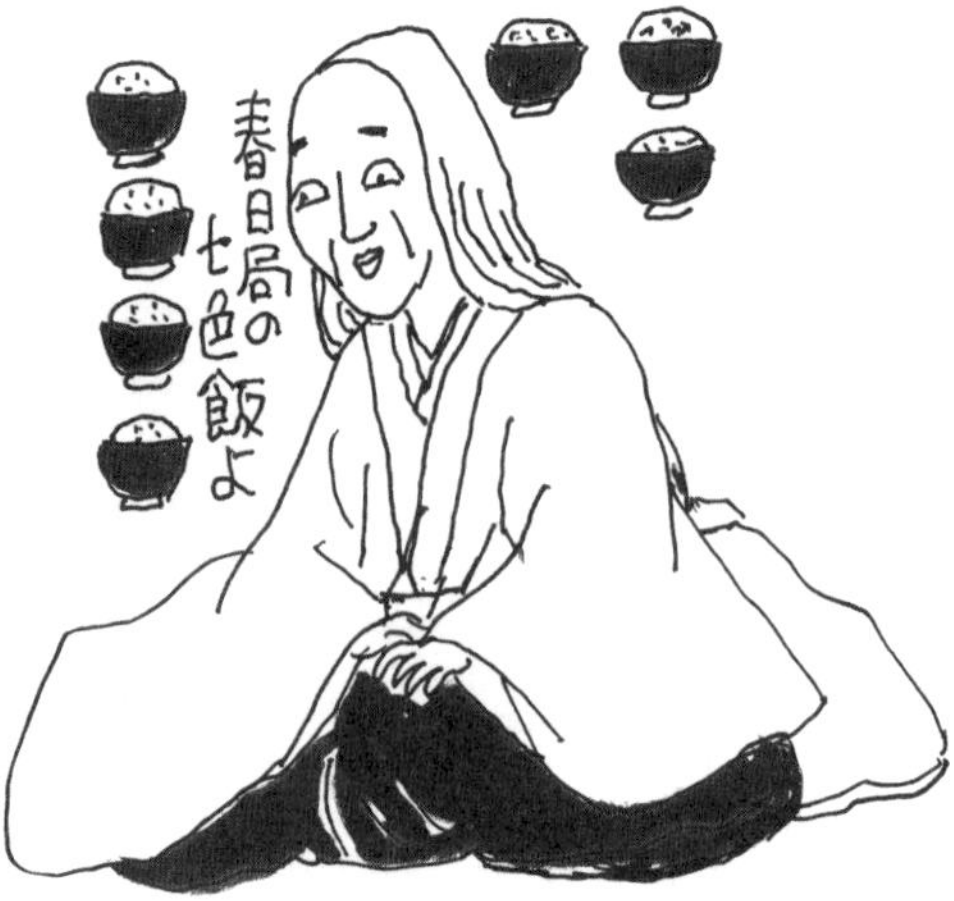

お福の父利三も捕らえられて打ち首になりました。苦労したお福は、縁があって、京都の稲葉正成という武士の後妻になります。

お福は評判の器量よしでしたが、子供の時に天然痘にかかり、顔にあばたのあとが残ってしまい、コンプレックスを持っていたようです。

しかし、殺し合いの時代を生き抜いてきたお福には、いざとなったら、死も恐れぬ気性の激しさがありました。後妻になった翌年の慶長九年（一六〇四）に事件がおこります。

お福は、夫の正成が手をつけた下女を、長刀《なぎなた》で斬殺してしまったのです。その下女と夫は、長い間、性的関係を持ち続けていたことが判明したためでした。

お福は、家をとび出します。

後に戻っていますが、その位に独占欲の強いところがあり、それが時として激しい行動に結びつくのです。

性格の暗い家光少年

その頃、徳川幕府の二代将軍・秀忠の長子である竹千代（後の三代将軍・家光）の乳母を募るという布告が、京の町に出されました。

竹千代の生母のお江《ごう》は、乳母は武骨な東国の女ではなく、何ごとにつけても教養があって品のよい上方の女性をといって希望していました。

当時の江戸は、上方にくらべて発展途上の地というイメージが強かったのです。お福は夫を説き伏せて、早速に応募して採用が決まります。お福は、たった一人で江戸に下り、江戸城に入りました。

竹千代には国松という弟がおり、色白で可愛らしい上に、何かにつけて兄の竹千代よりも賢かった。一方の竹千代は、性格が暗く、食も細いために弱々しく、両親の愛情は国松に向く一方でした。

やがて偏愛のあまり、長男の竹千代を廃して、国松を世継ぎにしようと考えるようになります。

竹千代の大ピンチです。

乳母になってからは眠っていた、お福の激しい正義感と母性愛が目覚めました。

彼女は、伊勢参宮を名目に、大御所として駿府（静岡）に隠居している家康のもとへ行き、事の次第を直訴。この女ながらの大胆な行動が、家康を動かしました。家康は鷹狩りを名目に駿府を出発して、江戸城に入りました。

家康は、将軍の間で、竹千代の手をとり、そなたはやがて三代将軍となる身であると宣言し、弟の国松には「そなたは竹千代の弟であるとはいえ、いずれは臣下となる身である。したがって、並んで坐ってはならぬ」といって、兄の隣に坐ろうとした国松をおしとめました。

お福の作戦は、大成功でした。

このようにして、手塩にかけて育てた竹千代でしたが、あいかわらず虚弱体質であり、食も細いままでした。

「七色飯」で食育をはじめる

ある朝のこと――。

竹千代は、気分もすぐれないようで、食事に手を出そうともしません。この話を聞き及んだお福は、老中の松平伊豆守を呼びつけて、次のように文句をいいました。

「上様の御膳には、お惣菜は沢山あるから、その中から、好きなものを選ぶことができる。しかし、御飯は一椀しか無く、選ぶことができない。お命をつなぐものの第一は飯なり。今後は、七色の飯を炊くようになされよ」といって、七色飯の作り方を説明しました。

即座に「七色飯」の説明ができたということは、ふだんから食の細い竹千代の健康のために食欲を旺盛にするにはどうすればよいかを考えていたのです。

その「七色飯」というのは、茶飯をはじめ赤小豆飯、麦飯、粟飯、乾飯《かれいい》、引割飯、湯取飯の七種類です。

「七色飯」の効果はすぐに現れました。

色とりどりの御飯を見てうれしくなり、竹千代は何種類かを選んで食べるようになって、食欲も旺盛になってきました。そして、みるみる壮健になり、性格も明るくなったのです。お福の竹千代に対する「食育」が、見事に成功しました。

七色飯は、現代の「七色長寿ごはん」としても活用できます。それぞれの効果をあげてみましょう。

①茶飯　茶を煎じた汁で米の水加減をして、塩や酒、醤油などで味をととのえ、炊き上げます。炒った大豆を混ぜる場合が多く、香ばしくて美味です。カフェインが含まれているので気分もすっきりしてやる気も出ます。大豆でタンパク質がとれます。

②赤小豆飯　小豆を混ぜて炊いたお赤飯のこと。疲労回復効果が高く、頭の回転をスムーズにするビタミンB_1が多い。小豆の赤い色素はアントシアニンで老化防止作用があります。

③麦飯　大麦を混ぜて炊いたご飯で、初代将軍の家康も常食していました。ビタミンB_1や

イライラを防いで骨を丈夫にするカルシウム、食物繊維などが豊富。現代でも長寿ごはんとして、高く評価されています。

④粟飯　エネルギーを生み出し、ストレスへの抵抗力を強くするパントテン酸、脳の老化を防ぐ葉酸が多く含まれています。粟の淡い黄色が映えて、とっても美しいご飯。

⑤乾飯《かれいい》　餅米を蒸してから水洗いして粘り気を除き、日干ししてからからに干上げたもの。これを臼で砕き、熱湯をかけてもどすと、ふっくらと仕上がり、甘みをもって美味。兵糧にも用いられるくらいで、保存性があります。「ほしいい」とも呼びます。

⑥引割飯　米粒を三分の一ほどに割ってから炊き上げたご飯。米粒が細かいので、食べやすい。食欲が湧かない時でも、食べやすく、消化もよい。

⑦湯取飯　炊き上がった白米飯を、さっと水洗いしてぬめりを流し、再度蒸し上げたご飯です。さっぱりした食感で、食べやすいのが特徴です。

「春日局さまの飯汁」人気

お福の考案した「七色飯」の栄養効果もあって、家光はみるみる元気になり、立派なお世継ぎ様として成長しました。

元和九年（一六二三）七月、二代将軍の秀忠は将軍職を家光に譲り、ここに三代将軍・家光が誕生。家光が二〇歳のときでした。

家光が将軍職につきしばらくして、お福は春日局と名を改めます。身分は高くなりましたが、食生活は下級武士時代のままで、いたって質素なまま。

玄米ご飯に味噌汁、それに干しイワシ、漬物位。玄米といっても粗搗き米ですから、五分搗きか七分搗き位です。それにしても、春日局という立場から見たら、大変な粗食です。その粗食に驚いた家光は、みかねて、もう歳なのだから、もう少し美味な料理を食べるようにと説得したことがありました。

すると春日局は、「私が上様にお乳を上げていた時には、たくさんのおいしい料理をいただきました。それもお乳のためと、ありがたくちょうだいしておりましたが、今はもうお乳の御用はなくなりました。このような質素な食事の方が、さっぱりしていて、体にもよいのです」といって、家光の心配をどうしても聞きません。実は、春日局は大奥式の山ほどのご馳走よりも、一汁一菜の方が養生になることを知っていたのです。

彼女は家光の乳母になって、苦労しているうちに人間味にあふれた心やさしい女性に成長していました。粗搗きの半玄米ご飯と実だくさんの味噌汁を大奥の御膳所に大量に作らせ、体を使って重労働をする下男たちにふるまったのです。

これが召し使いたちの間で「春日局さまの飯汁」として大評判になりました。食べると白米飯より甘みがあって味がよく、疲れにくいなどの効果が出たからでした。

「七色飯」の場合でも、家光が食べ残した御飯は御膳所の役人たちではなく、もっと下々の小姓や小坊主たちに、春日局の一声でふるまわれました。春日局は、いつも弱い者の味方として行動する母性愛の強さがありました。

寛永二〇年（一六四三）の夏、彼女は風邪をこじらせ病の床につきます。家光体制も盤石なものとなり、気のゆるみもあったのかもしれません。長年の疲労が一気に出たのです。家光も見舞いにやってきましたが、その年の九月に六五歳で世を去りました。女性としては、申し分のない人生だったといってよいでしょう。当時の平均寿命は四〇歳代ですから、立派な長命でした。

第一六章 八百屋の娘の〝玉の輿《こし》ごはん〟で将軍側室に

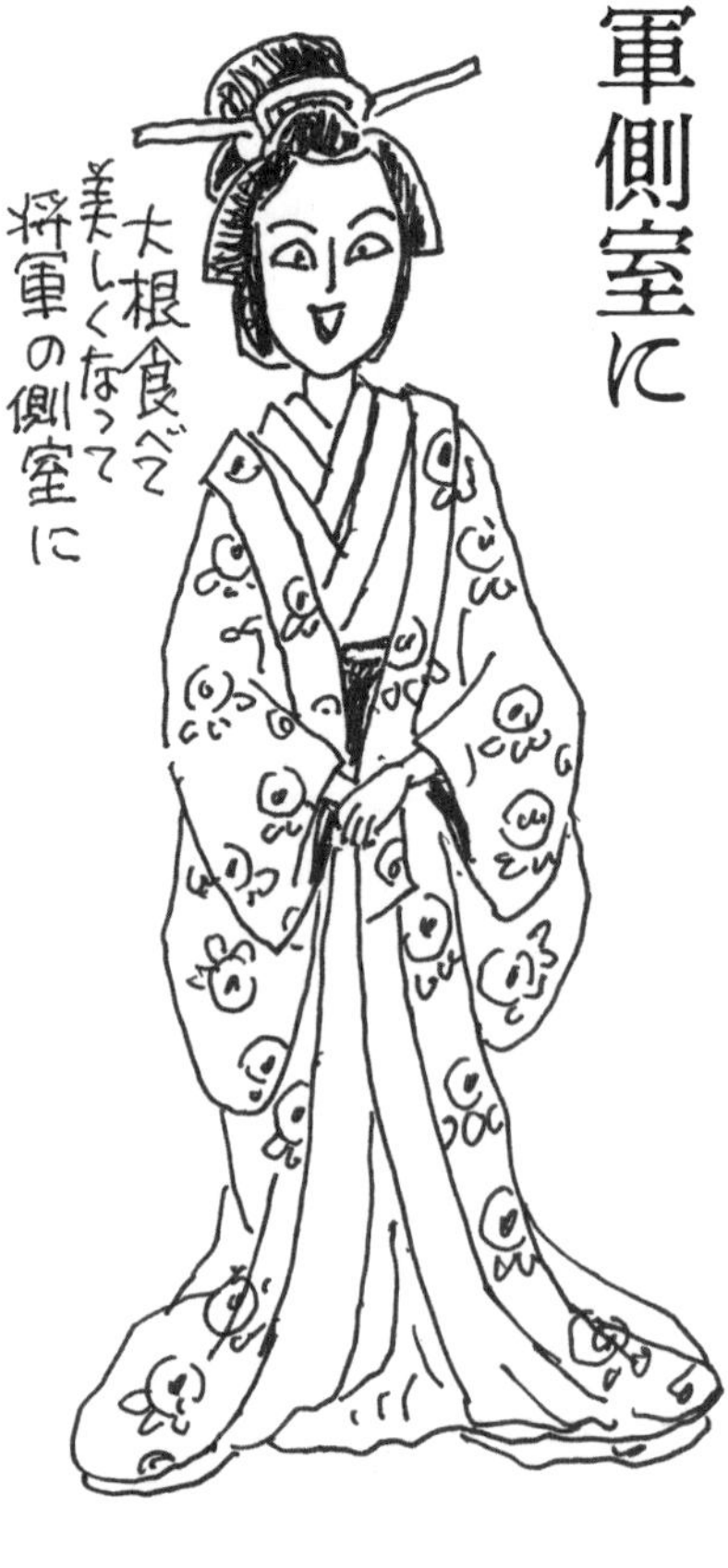

野菜の養生効果を学んだお玉

「輿《こし》」といったら、高貴な方を運ぶ乗り物のことですが、「玉の輿に乗る」は、身分の低い女性が、結婚して、急に貴人、大金持ちになることを言います。そのような女性は、類《たぐ》いまれな美人である場合が多いのは、言うまでもありません。

徳川歴代将軍たちの数多い側室の中で、三代将軍家光の側室となったお玉の方ほど、後世に話題を残した女性も珍しい。

お玉は、まさに「玉の輿」に乗った女性だったのです。美貌に恵まれている上に、強運の持ち主でした。

父は京都の堀川通りで八百屋を営む商売人で、野菜や果物などについての医食同源的な知識は豊富であり、娘のお玉も野菜の旬や食べ方などの知識を自然に身につけてきました。当時、野菜の中でも人気があったのが大根で、元禄八年（一六九五）の『本朝食鑑』に、「（大根は）民間では常に植え、年中いつでも用いている。全国を通じてどこでも作られている」とあり、大根は全国的に作られていました。といっても江戸や京都、大坂などの都会では、ほとんどが八百屋から購入しています。

大根の効果は古くから知られ、平安時代の医術書である『医心方』には、「大根は味は辛いが、香りがよく、穀物の消化をよくして、五臓を丈夫にし、肌を白くする」などと、その効果が記されています。

生の大根にはデンプン分解酵素のジャスターゼが多く、消化を促進して、胃腸の働きをよくする妙薬として盛んに食されていました。当時は葉も野菜として、漬物や味噌汁の具などに欠かせませんでした。

将軍世継ぎを生んだお玉

八百屋をしていた父が死去し、美人で評判の母は、お玉と姉の二人を連れて、二条関白家の家司を務める男性と再婚したため、娘二人は当家の養女となります。

三代将軍家光の時代で、家光には男色好みの性癖があって、女性には関心が薄い。それを心配した乳母役の春日局《かすがのつぼね》は「このままでは、徳川の血筋が絶えてしまう」と、あらゆる手がかりを用いて美女を探し出しては、家光にすすめました。

その一人が尼僧から還俗《げんぞく》して側室になったお万の方。そして、彼女の侍女として京都から江戸入りしたお玉です。

普通なら、お玉はとても大奥に入れるような身分ではありません。ここでもお玉は運に恵まれ、お万の方の部屋子となり、お万の方が引退すると、すぐに家光の手がついて、側室となります。

そして、彼女は幸運にも、男児を生みました。正保三年（一六四六）、彼女が二〇歳の時で、家光の第四子であり、徳松と名づけられました。後の五代将軍・綱吉です。

綱吉が、まだ若い時分に江戸わずらいにかかりました。現代の「脚気《かっけ》」で、白米飯の食べ過ぎと偏食によって、ビタミンB1が不足していたのです。いってみれば贅沢病で、薬を用いてもよくなりません。

そこで占いを立ててみたところ、江戸城の西北に「馬」の字のつく土地があり、そこで静養すべしと告げられ、練馬に御殿を建てて、毎日、土を踏んだり、野菜、特に大根の味噌汁や大根の米糠漬けを食べるといった努力を続けました。大根や他の野菜などについて養生効果を知っている同居の母のお玉のアドバイスがあったのはまちがいありません。

練馬大根で綱吉の健康みるみる回復

生干しの大根を米糠と塩を混ぜた漬け床に漬け込み、甘塩っぱい風味を出したものを「たくあん漬け」と呼びますが、その名づけ親こそ、綱吉の父の家光という説があります。

ある日、家光がかねて親交のあった品川の東海寺へ、沢庵《たくあん》禅師を訪ねた時に、出されたのが大根の米糠漬けで、これが大変に美味だったので、沢庵の名をとり「たくあん漬け」と命名したのだそうです。

母のお玉は、その由来を知っていて、綱吉に野菜料理と共に、たくあん漬けを勧めた可能性が極めて高いとみてよいでしょう。

米糠は、玄米の胚芽や外皮ですから、ビタミンB_1やビタミンB_2に葉酸、それにミネラルや抗酸化成分、食物繊維もたっぷり。漬物にした場合、乳酸菌も豊富にとれますから、腸内環境をととのえる上でも役に立ちます。

生の大根には一〇〇グラム中に〇・〇二ミリグラムしか含まれていないビタミンB_2が、たくあん漬けにすると〇・二一ミリグラムに増えます。江戸わずらいの治療には理想的な食物といってよいでしょう。

たくあん漬けや具だくさんの味噌汁、それに野菜の煮物といった田舎料理のおかげもあって、綱吉の健康はみるみる回復してたくましくなり、前よりも明るく、元気になりました。

京都の小娘時代に、父があつかっていた当時の野菜による養生法の知識が、綱吉の健康回復に役に立ったのです。なお、練馬区春日町にある「練馬大根碑」には、綱吉が練馬の農夫の又六に大根の種子を与えて作らせた、とあります。

慶安四年（一六五一）の四月、家光が四八歳で没すると、お玉の方は「桂昌院《けいしょういん》」と称しました。

桂昌院は最後まで幸運で長生き

家光の後《あと》を継いで四代将軍となったのが家綱《いえつな》（一六四一―一六八〇）ですが、延宝八年（一六八〇）に病没。家綱には、世継ぎがいなかったために、綱吉が五代将軍に決まりました。

運にまかせて玉の輿に乗り、将軍生母となった桂昌院は、信仰心が厚く、各地の社寺の再興に力を尽くします。綱吉に、将軍の後継者となる男の子が生まれることを願ってのことでした。

綱吉といえば、何といっても有名なのが、悪名高い「生類憐《しょうるい》みの令」で、「子を授かりたいなら、生類を憐れむべし」という祈禱僧からの言葉がきっかけ。中でも犬は厳重に保護され、すべて登録が義務づけられて病気になると犬医師に診《み》せなければなりませんでした。

生類憐みは、母である桂昌院の強い意向でもあり、早速実行されましたが、「犬公方《いぬくぼう》」という不名誉な名前だけ残し、結局、子に恵まれることはありませんでした。

いろいろありましたが桂昌院は従一位に上りつめ宝永二年（一七〇五）に、八二歳で世を去りました。野菜を好んでいたせいでしょうか、当時としては見事な長寿と言ってよいでしょう。最後まで、幸運だったのです。

反対に綱吉の最晩年には天災が頻発し、はしかまで流行します。なかでも、世人を驚かせたのは宝永四年（一七〇七）に起こった富士山の大噴火。

その時の噴火の様子について『武江年表』は次のように記しています。「一一月一〇日より、富士山の須走り口焼くる。天暗く、雷鳴、地震おびただしく、関東白灰降りて、雪のごとく地埋むる」。

富士山大噴火の次は、はしかの大流行がおこります。宝永五年（一七〇八）の冬、江戸市中ではしかが大流行し、暮れになって、江戸城内にも蔓延し、綱吉もかかってしまいます。「大人のはしかは恐ろしい」と昔から言われる通りで、はしかウイルスに感染すると、綱吉のように高齢者の場合、免疫力の低下による肺炎を合併する場合が多く、重体になってしまいます。

年を越しても治ることなく、宝永六年（一七〇九）の一月に六四歳で死去しました。後を追うようにして、綱吉夫人も同じ病気で世を去っています。

第一七章 絵島の「恋ごはん、罪ごはん」

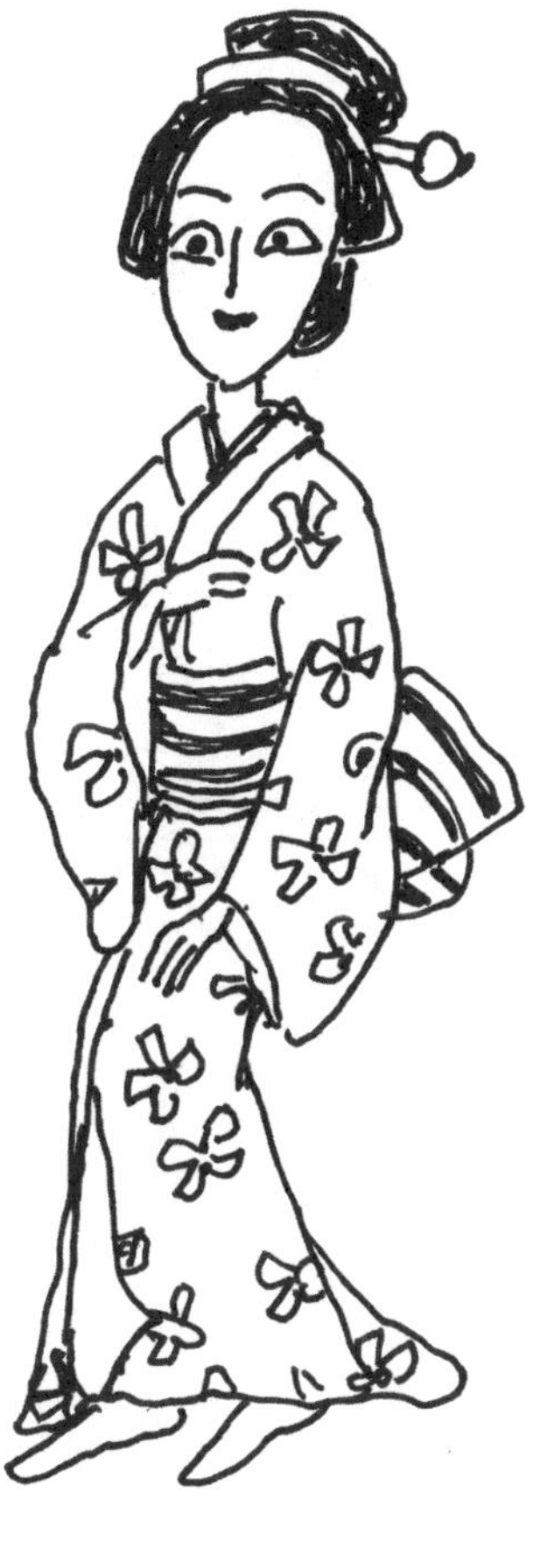

絵島・生島のセックス・スキャンダル

徳川体制の二六〇年間。

その間には、選《え》りすぐりの美女たちの居住空間である江戸城大奥の風紀が乱れたことは、何度かありました。

中でも、正徳四年（一七一四）に表沙汰となった絵島（一六八一―一七四一）のセックス・

スキャンダルは、江戸時代始まって以来の最大の事件でした。

大奥の性的な乱脈が原因となって発生した絵島・生島事件です。

絵島は、この時三四歳の女盛りで、才気豊かな、色白でやや細面の美人として評判でしたが、淫欲の強さを自分なりにおさえて振る舞っていたようです。

七代将軍・徳川家継《いえつぐ》の生母である月光院に仕え、大奥の年寄《としより》として権勢を振るっていました。「年寄」というポストは、大奥を取り締まる重職であり、絵島は四〇〇石もの高給取りで、大奥では最高の地位です。

事件が起きたのは、正徳四年の一月一二日。この日、絵島は、月光院の命により、多くの供を従えて、芝の増上寺に代参に出かけました。

前将軍家宣《いえのぶ》の墓参りをすました後、大奥年寄らしい供揃えのまま、木挽町《こびき》にある山村座に芝居見物に繰り込んで行きます。これが、スキャンダルの発端となってしまいました。

絵島の髪が乱れ、帯もゆるんでいた

絵島たちは、二階正面の座敷に陣取ります。美しく着飾った美人たちばかりですから、舞台よりも人目を引く。

幕間には、刺身や蒲鉾、玉子焼きといった女性好みの高級料理や酒が次から次へと運ばれてきて、酒宴が始まりました。

座敷がはねると、宴会はさらに盛り上がります。美男子の生島新五郎をはじめ、多くの人気役者、それに御用商人たちも交えての、乱痴気騒ぎに発展して行きます。

そんな中、美男役者の生島と絵島は、いつの間にか宴会場を抜け出して、別の部屋にこもってしまう。絵島が部屋から出て来た時には、髪の毛が乱れ、帯もゆるんでいたそうです。人前でもあり、穏やかではありません。

これらの行状は、後日大問題になりました。大奥内で、絵島と対立するお局たちの反感を買ってしまうのです。

絵島の仕える月光院は、将軍家継の生母ということもあって、その権力は正室の天英院をしのぐものがあり、月光院グループの失策を狙っていたからたまりません。

役者の生島は、俗に河原者と陰口をたたかれるほど、社会的な地位こそ低かったが、美男子の名優として、町人の間では大変な人気があったので、絵島たちと対立する大奥お局たちの猛烈なジェラシーを受けてしまいました。

反月光院と反絵島派が共同作戦で、大奥で騒ぎ立てたために、詮議もきびしくなり、その結果、絵島は極刑は免れたものの、信州（長野県）高遠《たかとう》藩への永久お預けに処せられてしまいます。

かくして、絵島は華やいだ昨日の栄華に変わる今日の哀れさを背負いながら、白無垢一枚に素足という姿で、不浄門から追放されて出て行きました。一方の新五郎は、三宅島へ流罪となってしまうのです。

晩年は幸せ人間になって長生き

再び帰ることのない江戸を発ったのが春三月で、次の一首を残しました。

浮世にはまた帰らめや武蔵野の
月の光の影もはづかし

途中六日を費やして、四月上旬に信州の高遠に着いています。

高遠藩の町外れにある囲《かこ》い屋敷に幽閉された絵島は、昼も夜も監視される身となり、「煙草も無用、すずりや筆、紙も無用」とされて、外部との手紙のやりとりさえ禁止されてしまいます。

「煙草も無用」とありますので、絵島には喫煙の習慣があったのかもしれません。

下働きの者が一人付けられましたが、食事は粗末なもので、朝夕の一日二回食。内容は

「一汁一菜」。玄米に近い粗搗き米を炊いた飯で、色も黒い。実のほとんど入っていない汁ばかりの味噌汁、それに大根やごぼう、こんにゃくなどの煮物、それに三切れほどの漬物がつきます。

温茶は出たようですが、菓子も酒も全てが禁止です。一日二回食は、確かに粗末に見えますが、玄米に近い粗搗き米ですから、大奥時代の白米飯よりビタミンB_1や抗酸化成分、それに食物繊維が多いので、常に運動不足の彼女にとっては、便通のとどこおりを防ぐ上でも理想的な健康食だったと見てよいでしょう。

しかも、根菜類の煮物、そして乳酸菌たっぷりの漬物ですから、「腸活」にも役に立ち、免疫力も強化されていた筈です。

着る物は、洗いざらしの木綿と決められており、かつては大奥で思うままに羽振りをきかせていた絵島にとっては、初期のうちこそ辛い日々でしたが、やがて平静な心を得て行きます。

絵島は、大奥の権力闘争の犠牲になったという説は、当時からありました。同時に、本当は自分の本能をおさえきれなかった、という女としての弱さが事件を大きくしてしまったという見方もあったのです。

しかし、絵島は何を詰問されても、大奥のこと、新五郎とのことは一言も語らぬまま黙秘を通し、寛保元年（一七四一）の四月に六一歳を一期として、この世を去りました。当時の女性としては長生きでした。

質素な食事が、絵島の健康を守ったのです。信州の山並みの上空に繰り広げられる夕焼けや月のやわらかな光を眺めながら暮らしている内に、気持ちも和やかになって、幸せホルモンのセロトニンという脳内物質が出やすい体質になっていたのです。

第一八章　笠森お仙はお茶で美人になり その上長生き

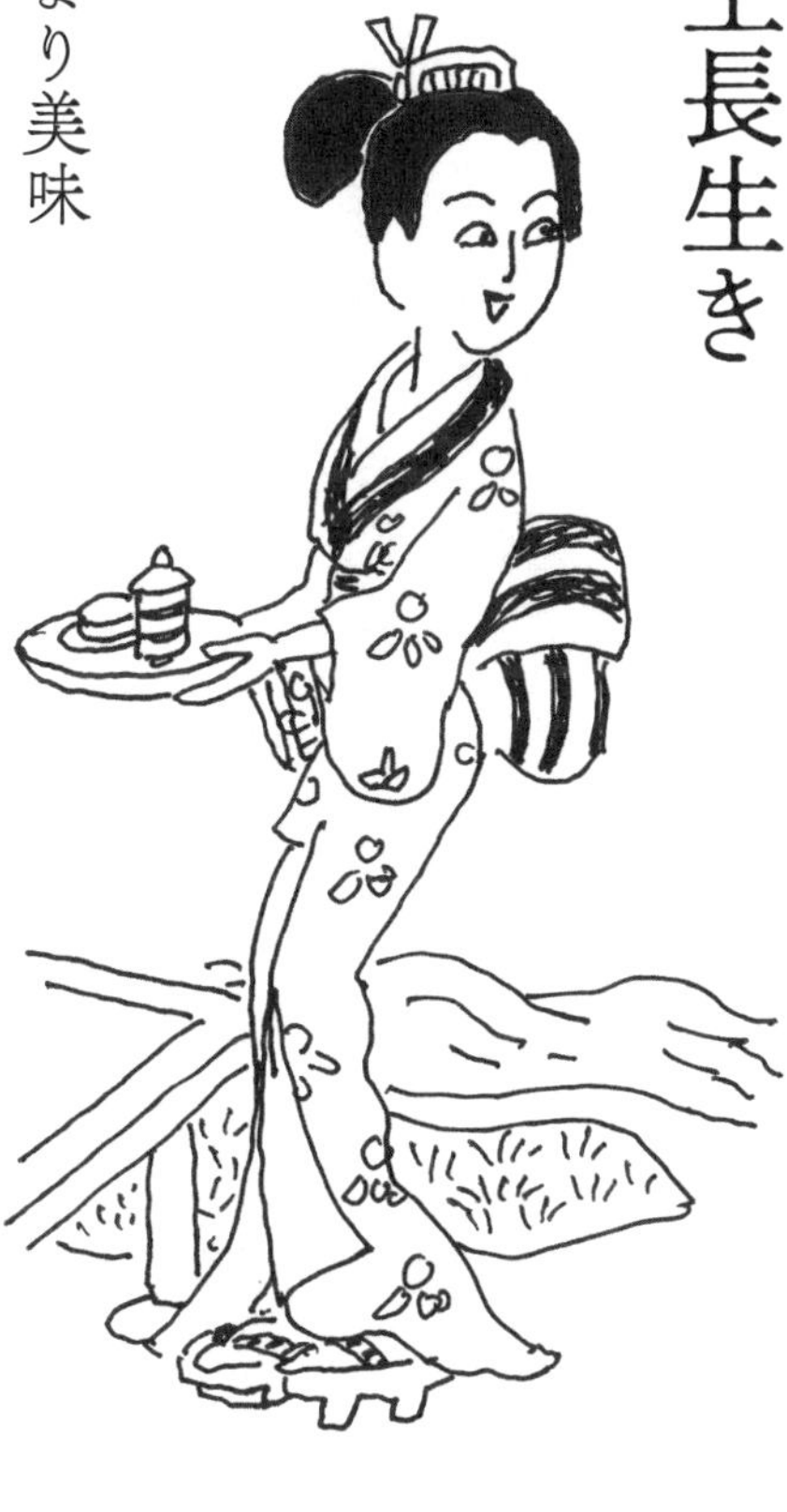

江戸のお茶は上方より美味

「立てば芍薬《しゃくやく》、座れば牡丹《ぼたん》」

江戸の町の美女の条件で、すらりとした立ち姿と、あでやかな座り姿が、芍薬や牡丹の花に見たてられました。現在でも、美人はよく花に見立てられたりします。

器量よしは、よく「おべん」とか「弁天娘」などと呼ばれ、川柳にも「裸でもいいと、お弁は貰はれる」とありますように、美人は支度も何もいらないから、といって「玉の輿《こし》」にのって嫁入りできました。

江戸の町では、評判になるような弁天娘は水茶屋に多くいました。茶見世ともいい、往来する人たちが立ち寄って、お茶を飲みながら、休息する店です。

現在の東京でも、テラスのテーブルで椅子に座り、人の行き交う場所でコーヒーを飲んだり、パスタをたぐったりしていますが、いってみれば、これが江戸の水茶屋スタイルといってよいでしょう。

水茶屋で出すお茶は、江戸の方が上方よりうまかったようです。出し方がちがうのです。幕末の風俗考証で有名な『守貞漫稿《もりさだまんこう》』に、「江戸では、客ごとに新しいお茶を出すが、多くは濃茶《こしちゃ》と名づけ、茶こしに茶葉を入れ、熱湯をかけて出す。だから、京坂の粗茶の宿煮（煮出した状態のもの）より、はるかに勝っている」とあります。

江戸で一番の評判娘

江戸の町に水茶屋が出現したのが寛文・延宝（一六六一－一六八一）の頃といいますから

元禄時代（一六八八―一七〇四）の前になります。

寺社の前や池の端、浅草、両国など、人出の多い盛り場に多く、団子や汁粉などを出して渋茶を飲ませました。

一服が五、六文くらい。現代の金銭に換算すると、一文は二〇円位。したがって、五文は一〇〇円位になり、現在のコーヒーよりはるかに安いことになります。

茶釜のそばには、客にサービスする「茶汲み娘」がいて、赤い前垂れでたいへんに愛嬌もよい。しかも、色白でなかなかの美人揃い。客の中には、娘目当てに通ってくる客も少なくありません。

　茶を五、六十杯飲んで手を握り

この川柳のように、看板娘の手を握るのも容易ではありません。五、六〇杯も飲んだら、お茶だけで酔ってしまいます。さらに気の毒なのは、次の川柳です。

　大たわけ茶店で腹を悪くする

お茶を飲み過ぎて、腹痛をおこし、腹を下してしまいました。

明和（一七六四―一七七二）の頃、水茶屋の三人の看板娘が、その美しい立ち姿で評判になりました。

つた屋のおよし、柳屋のおふじ、そして笠森のお仙です。三人の中で、もっとも人気の高かったのは、何といっても、谷中笠森稲荷境内の水茶屋のお仙でした。「明和の三美人」のナンバーワンと評判になり、江戸中の話題となったほどです。

向う横町のお稲荷さんへ
一銭あげてちょっとおがんで
おせんの茶屋に
腰をかけたら渋茶を出した

明和期に歌われた有名な手まり唄で、多くの人たちが口ずさんだ人気の唄でした。

当時の水茶屋には、座敷や二階のある店も珍しくはなく、客が求めれば、酒も料理も出しました。中には奥の座敷で、色気を売りものにする店も少なくありませんでした。

しかし、お仙の茶屋は、お茶と団子をふるまうだけの質素な店で、そこへ江戸で一番と評判になった看板娘が、あでやかな笑顔で接客してくれるのだから、益々人気を呼ぶことになります。

お茶で色白美人になったお仙

人気があるからといって、化粧するわけでもありません。全くの素顔美人なのです。

瓜実顔で、目元が涼しく、浮世絵から抜け出してきたようなすらりとした柳腰。見物人が、あまりにもたくさん押しかけてくるので、店では仕方なく、水をまいて群集を散らしたとも伝えられています。

自分もお茶好きで、よく飲んでいたと伝えられていますから、茶葉に含まれている成分が、お仙の美しさに拍車をかけていたのはまちがいありません。

茶葉には、うまみのもとになっているテアニンという一種のアミノ酸が多く、リラックス効果を高めていますが、彼女の微笑を絶やさないやさしさを生み出していたのでしょう。つまり、お仙にはストレスがあまりありませんでした。

お茶の渋みのカテキンは、抗酸化力（老化を防ぐパワー）が強く、これまた美しい肌や容貌の衰えを防ぐ効果が強力です。

茶葉には、肌や血管などの若さを保つ作用や風邪などに対する免疫力の強化で注目のビタミンCも豊富に含まれています。

ビタミンCは水溶性で、湯の中に入れたりすると、水中に溶けだしてしまいますが、お茶は、その溶けだした液体を飲用するのですから、効果的にビタミンCをとることになります。お茶には、抗肥満作用もあり、お仙のほっそりした体形の維持に役立っていたのではないでしょうか。

ところが、お仙はいつの間にか店頭から消えてしまいます。実は、人知れず百俵七人扶持の下級武士と結婚していたのです。夫婦仲は極めてよく、お仙は文政一〇年（一八二七）に七七歳の長寿を全うして、幸せな一生を終えました。

第一九章 江戸の凄すぎる若婆さま達のネバネバ回春食

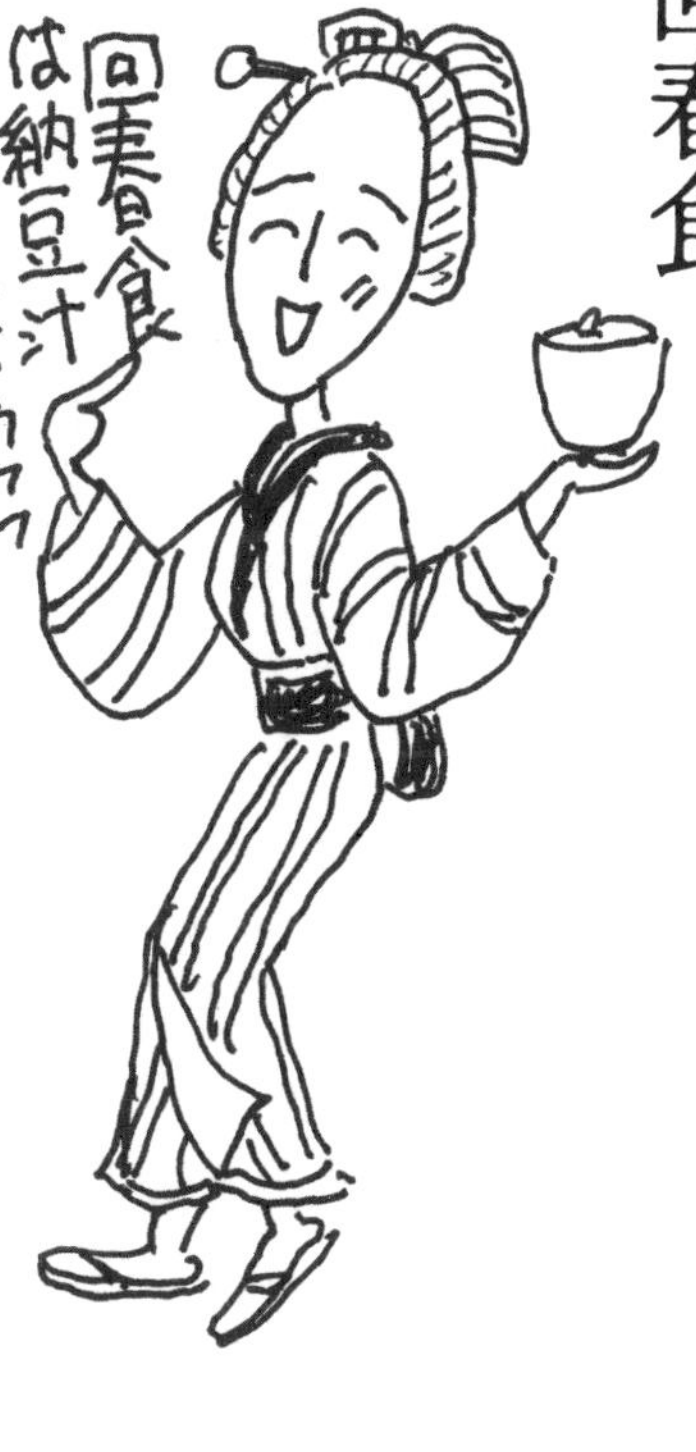

時代の回春法

「回春」というのは、暦がひと回りして、再び「春」が来ること。つまり、時間の若返りです。

そこから、人間も暦と同じように、年をとっても、方法によっては再び「春」を迎えることが出来るという意味にも使用されるようになりました。

その方法が、古くから行われてきた若返るための「回春法」です。

江戸時代後期の天保年間（一八三〇―一八四四）を中心に、江戸という大都会の風俗や流行を記録した寺門静軒（一七九六―一八六八）の『江戸繁昌記』の中に、見事に回春を果たした二人の〝若お婆さま〟が紹介されています。

この時代になると、江戸の食い倒れと呼ばれるほど屋台や居酒屋、高級料理店がにぎわい、夜になると色とりどりの明かりが灯されて、盛り場は不夜城となり、遊客や着飾った女たちで溢れ返りました。

紅灯の下をグルメを気取る男共、女共が腹をふくらませて行き交います。栄養状態がよくなると、次はお色気とばかりに、女性も男性も歳など無視して恥じらうことなく、色気をばらまき、異性の気を引き合う世紀末的な有り様でした。

食欲の次は快楽欲

寺門静軒が前出書の中で紹介する凄すぎる若婆さまのひとりめは「本郷の老婆」と言ってよいでしょう。

本郷元町の商人某の妻が、七〇歳で男の子を産んだのは、実に天保四年（一八三三）のことであると記し、お松という女性の談話を次のように紹介しています。

「憎らしいじゃないか。なんて珍らしいことなんだろう。千古のめったに無いお産で、聞いたことも無いよ。産んだ子は、鬼か天狗だろう」と猛烈に嫉妬しているのです。

時は一一代将軍・徳川家斉の時代であり、この将軍は好色将軍どころか「オットセイ将軍」とも呼ばれ、側室が四〇人もおり、五五人もの子を産ませています。

一方で、江戸という大都会の繁栄をバックに、巷の性風俗の大にぎわいをもたらしたのも同将軍といってよいでしょう。将軍さまを見習えとばかりに町では「妾宅ブーム」がおこります。

前出書に「横町の新道には、妾宅が軒を並べ、その静かな住いは、「美を輝かしている」とあり、妾宅横町には、脂粉の艶やかな香りが満ちていました。

三日月眉《まゆ》に、ふっくらした頬、きれいな声で、すんなりした身体、そのような美女たちが大勢、軽やかに裾をひるがえしながら歩いています。

妾宅に通う男共は、大店の主人や金持ちのご隠居たちで、「老いて、ますます盛んなありさまだ」と皮肉をこめて書き留めています。

金の無い連中は、小金を出し合い、数人でひとりの妾を持つという有り様。「食い倒れ」

は、一方で「夜の快楽倒れ」の時代でもありました。

七〇歳の時に色欲を絶ちました

「本郷の老婆」と並んで、もうひとりの凄すぎる若婆さまは、市谷八幡様の境内にある茶店にいました。

ある日、その茶店に数人の若い武士がやってきて、景色を眺めながら、茶を飲み始めます。

茶店の老婆が、妙に色っぽいので、ひとりの武士が、「お婆さんも、娘盛りの頃はさだめし美人で、思いきったことをする人だったんでしょうね。ところで、亭主殿はご健在ですか」と聞くと、「おかげ様で、今年は米寿《べいじゅ》（八八歳）を迎えることが出来ました。若い頃、私は夫の胸に走って飛び込んだのですよ」と言ってちょっと恥ずかしそうに笑います。

「あなた方夫婦は、二人とも長命ですが、きっと養生の秘訣があるのでしょうね。ぜひともうかがいたいものです」。すると老婆は答えました。「色欲の節制が一番大切ですね」。「ところで、あなた方は、性欲を絶ったのは、いくつの時でしたか」と聞きますと、老婆が「七〇歳になってからは、この道は絶ちました」。

平均寿命が四〇歳代の時代に、七〇歳まで色欲を楽しみましたと聞かされて、若い武士たちは赤面しながら、「つつしんで、教えを受けたまわりました」と言って、立ち去って行きます。

どうして、江戸の老婆たちは娘のように元気で若々しかったのか。その秘密は、「納豆汁」と「刺身」のふだん食と言ってよいでしょう。

薬よりも効く納豆汁

とにかく江戸っ子は納豆が大好きでした。

江戸勤番の和歌山藩士が書いた『江戸自慢』に、「からすの鳴かぬ日はあれど、納豆売りの来ぬ日はなし。土地の人の好物なる故と思われる」とあり、江戸っ子の納豆好きには驚いていています。

納豆としじみに朝寝起こされる

早朝の江戸の町に納豆としじみの売り声が流れます。次のような川柳も。

納豆を帯ひろ解けの人が呼び

「納豆屋さーん」。あわてて、飛び出してきた長屋のおかみさんの前ははだけ、帯を引きずっています。

朝の納豆売りは、叩き納豆が主流。包丁でこまかに叩いた納豆に、豆腐と野菜が添えてあり、味噌汁に流し込めば、たちどころに納豆汁の出来上がり。朝の早い職人の多い、江戸っ子にとって、簡単に出来て、体力のつく納豆汁は、便利この上ない食物でした。

この納豆汁を体の芯から温まるといって、誰よりも好んでいたのが、実は江戸の若お婆さまたちだったのです。

納豆汁には、納豆、豆腐、味噌と三種の大豆加工食品も入っているという点が注目されます。大豆には、イソフラボンという若返り成分が豊富なのですが、その三種のイソフラボンが混じり合っているのが納豆汁。

イソフラボンは女性ホルモンに似た機能を備えていて、更年期の不調を癒し、老化しかかった体を若返らせる働きで脚光を浴びているのです。さらに、お肌のくすみ防止や美白効果も期待されています。

納豆に豊富に含まれているポリアミンは、免疫細胞を若返らせ、病気に強い、若々しい体を作ってくれます。骨の形成を促すビタミンKも含まれており、骨粗しょう症の予防にもなります。

納豆、豆腐、味噌には、いずれもタンパク質が多く、体細胞や血管、脳細胞などの若々しさを保つ上で役に立ちました。つまり、納豆汁は、江戸の若婆さまたちの薬より効く回春ごはんだったのです。

マグロの若返り効果を知っていた

若お婆さまたちのもうひとつの「回春ごはん」は、魚の「刺身」でした。

マグロやカツオ、ブリ、タイ、スズキ、タコなどが人気の種類で、江戸の後期になると、刺身は人気の惣菜となり、専門の「刺身屋」も出現します。

『守貞漫稿』によりますと、刺身屋について、「かつおやまぐろの刺身をもっぱら売るのを一種の生業とする者は、諸所に多い。銭五十文、百文ばかりを売っている。粗製ではあるが、料理屋よりも安価」とあります。

五十文を現在の価格にすると、ざっと一〇〇〇円。百文は二〇〇〇円位です。米価をもとに換算すると、「一文」は二〇円位になります。

人気が高かったのが現在と同じマグロで、家庭で刺身を作る時は、割安のブロックで買ってきて、台所へ入ります。

香の物ほどに刺身を女房切り

「沢庵漬けのように女房が厚く切っている」という意味の川柳です。思う存分に味わいたいという気持ちが、厚切りになって表れています。

女性にマグロが人気があったのは、脂質が多くとろっとしたうまみが濃いからで、この味わいが体の若返り効果が高い。マグロの脂質にはDHAやEPAといったオメガ3系の脂肪酸が豊富だからです。

DHAは脳や眼、EPAは血管や血液、お肌などを老けさせない働きをしてくれているのです。江戸の若お婆さまたちは、ふだんから回春食を食べながら、七〇歳で出産したり、老境に入ってからも、夫と同衾して抱き合ったりして、愛情ホルモンのオキシトシンに包まれた暮らしをしていました。

愛情に満たされた生活で、常に幸福感も高まり、女性ホルモンのエストロゲンでうるおい、益々若々しくなっていたのです。オキシトシンを増やす納豆汁の作り方は簡単です。引き割り納豆と豆腐・ネギ・シイタケをだし汁に入れて加熱し、味噌で味をつければ完成です。

第二〇章　葛飾北斎と娘お栄の無頓着な「焼き味噌湯」長寿法

北斎のピンピン・コロリ

日本には、古くから「ピンピン・コロリ（PPK）死願望」があります。「ピンピン」は、元気で生命が躍動している健康体という意味。

お迎えが来たら、達磨《だるま》さんが倒れるように

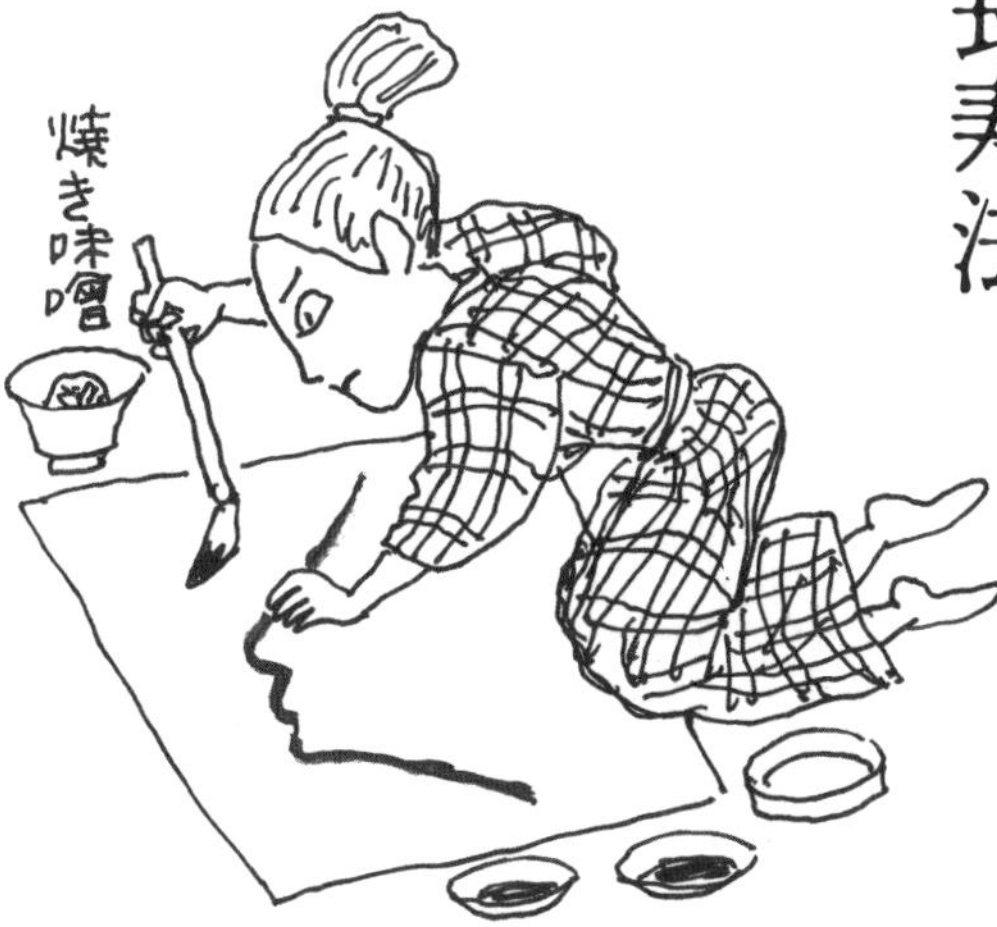

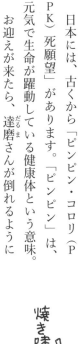

「コロリ」と旅立ちます。このような老後の生き方こそ、理想的な人生であり、まわりに迷惑をかけない、この世の去り方であると、日本人は考えてきました。

世界トップクラスの長寿記録を手中にした私たちにとって、どうしたら寝たきりやガンにもならずに、人生の終末期を元気にすごせるかが、今や最大のテーマになってきました。健康に長生きしなければ、「ピンピン・コロリ」の実現は困難になるからです。

達者で長生きしなければ、「ピンピン・コロリ」は実現しません。とにかく、人生一〇〇年時代をクリアできるほど面白く生き、出来たら「ワッハッハ」と大笑いしながら、毎日を楽しみます。

そして、一一〇歳位まで楽しく長生きして、ある日、三時のティータイムに薄皮饅頭などを食べ、うまそうに渋茶で一服して、ニッコリ笑いながらコロリと旅立ちます。

このスタイルが、去り際のよい大往生ではないでしょうか。この旅立ちに近い亡くなり方をしたのが、直前まで絵筆をとり続けた天才浮世絵師として国際的にも評価の高い葛飾北斎（一七六〇―一八四九）です。

数多くある名作の中でも知名度の高いのが『富嶽三十六景』で、各地から見た富士山をダイナミックに描いたもので、海外ではジャポニスム（日本趣味）ブームを巻きおこし、オランダの画家であるゴッホなど著名な画家にも影響を与えました。

「そば好きは長生き」を実践

北斎が生まれたのは、江戸の本所（墨田区）で、六歳の頃にはすでに絵筆を持ち、一九歳で人気浮世絵師に弟子入りし、絵師としての道を歩き始めます。

北斎は数回結婚していますが、女房運が悪く、いずれも死別。しまいには、妻を持つことをあきらめ、五三歳からは独身を通しています。

有名になるにつれて、絵の依頼も増え、礼金も多額になりましたが、相変わらずの赤貧暮らしで、食事も店屋物や行商人から買った惣菜物などですまし、家での煮炊きはほとんどしません。

北斎は、破れ着物を重ね着して絵に専念し、生活にはいっさい気遣いはせず、食器や食物や料理を包んだ竹の皮などは散らかし放題で、家の中はゴミの山。

江戸は、北斎のような不精人間には、至極便利な町で、早朝から行商の棒手振りが、朝食にすぐ役立つ食物を担って、家のすぐ前までやってきます。

惣菜が足りなければ、棒手振りから煮豆や納豆、漬物、でんがくなどを買うことが出来ますし、独身者用の麦めし、白めしも売りに来ました。

通りに出れば、屋台店が軒を連ね、その中には煮豆やつくだ煮などの惣菜を四文均一で売る四文屋《しもんや》もありました。一文は二〇円位ですから、何を買っても一人前が八〇円位で安価でした。

大福餅や焼き餅、饅頭類を商う屋台もあり、長屋の独身者や大店の住み込み店員、下級武士たちに人気がありました。屋台の食物は季節の食材を用いた手作りで、もちろん恐ろしい添加物など入っていませんから、健康にもよいものばかりと見てよいでしょう。

北斎の食事は、ほとんどが買い食いで、夜遅くまで絵を描き、寝る前に好物のそばを一杯食べています。「そば好きは長生き」と言われるように、そばには長寿成分が含まれています。そのひとつがルチンで、血行をよくして寿命をのばすと伝えられ、江戸わずらい（脚気）を防ぐビタミンB_1や脳の老化を防ぐ葉酸、若返り効果のビタミンEなど多彩な効果が期待できます。

北斎が「オーイ」と呼んだから応為《おうい》

晩年になって、北斎のもとに娘のお栄が、嫁入り先から離縁となって戻って来ました。そして、同居を始めたのです。

離婚の原因は、亭主で絵描きの南沢等明《とうめい》の絵が、あまりにも下手くそなので、「ワッハッハ」と大声をあげて笑ってしまったからです。彼女は、父も認めるほど描写力のしっかりした才能を持っていたのはまちがいありません。

お栄は、雅号を「応為《おうい》」という立派な絵師。父の北斎が、お栄を呼ぶ時に「おーい」と声を上げていたので、いつの間にか雅号が「応為」になってしまったのです。

北斎は、娘の立派な絵の能力を認め、「美人画は、俺よりもお栄の方がうまい」と感心しています。

お栄も、個性的な父が大好きでしたが、父以上にだらしなかったために、家にはさらに不用品が増え、ゴミ屋敷のようになっていました。でも、二人は気になりません。

それでも、家が汚れ過ぎると、絵も描けなくなるので、その度に引っ越しして、生涯には九三回も転居しています。

お栄も父に似てそば好き。二人は夜遅くまで筆をとって絵を描き続け、寝る前に夜食としてよくそばを食べています。長寿効果の高いそばは、二人の生涯現役力を強化する上で役に立っていたのではないでしょうか。

生涯現役の〝秘密兵器〟は焼き味噌

父の北斎には、ユニークな表現力を引き出す上で欠かせない〝秘密兵器〟がありました。「焼き味噌」です。

味噌を火にあぶって作ったもので、これを器にとり、熱湯を注ぎ、静かに飲用する習慣があったのです。

この焼き味噌は織田信長や徳川家康など戦国武将たちもよく作っており、疲労回復や発想力を鋭くしてイライラを防ぐなどの目的によく用いています。味噌には麹菌、乳酸菌、酵母が繁殖しており、腸内の善玉菌を増やして、流行病などに対する免疫力を強化する上で役に立ちます。人間の免疫力の七〇パーセントは腸の働きでまかなっているのです（北斎流焼き味噌の作り方は、本章の末尾に紹介してあります）。

付きっ切りで父をサポートしていたお栄も、いっしょに焼き味噌湯を楽しんでいたのはまちがいありません。発酵した大豆のアミノ酸スープであり、もちろん、免疫力の強化や長寿効果も期待できます。

お栄は、父の北斎も認めているように、美人画に優れ、北斎の肉筆美人画の代作もしていたとも伝えられています。お栄の名作のひとつに吉原の夜景を描いた『吉原格子先之図』があり、遊女たちが客待ちをしてたむろしている内部を外から活写したもので、光と影のとり方が独特で人気となり、やがて「おんな北斎」と呼ばれるほど評価を高めます。

お栄は婚家から戻り、二〇年近く父と同居しています。北斎は、酒、煙草、それに辛い物の嫌いな大の甘党であり、なかでも大福餅に目がありませんでした。

当然のことながら、娘のお栄も負けずに大福餅は大好物。知人が大福餅をおみやげに持参すると、北斎は奪うようにして受け取り、夢中になって何個でも平らげたそうです。

大福餅は、たっぷりの小豆あんを薄い餅で包んだもので、冬の間は両面を鉄板で焼いてあります。江戸時代の後期で、団子はひとつで一文（二〇円位）で、大福餅は四文（八〇円位）でした。

女仙人になったとも伝えられたお栄

小豆の赤い色素は、抗酸化成分のアントシアニンで、体細胞の酸化、つまり老化を防ぐ長寿成分。それにそばの所でも記しましたが、小豆にもそばと同じようにビタミンB_1、E、それに葉酸も含まれていて、いずれも、生涯現役力を高める働きをしています。

これに発酵食品の「焼き味噌」が加わるのですから、二人の食による健康管理の知恵は、現代の「人生一〇〇年時代」にも、立派に役立つ内容です。

二人は本能的に、そばや大福餅、焼き味噌には、健康だけではなく、作画能力、創作能力を高める上で役立つパワーが多いことを感じとり、好んで食べていたのかもしれません。

北斎は九〇歳近くなっても、眼鏡もかけず、腰も曲がることなく、ファンの人たちを感心させていましたが、嘉永二年（一八四九）の春、病床に臥しました。そして四月一八日、大息をすると「神が吾をしてあと五年の命を保たしめれば、真の画工となるを得べし」と言って息を引きとりました。九〇歳という立派な生涯です。

お栄は北斎を看取ったあと、仏門に帰依して七〇歳近くまで生きたとか。明治直前まで長生きしたなどいろんな説があるほど、その人生は不明になってしまいました。一説には、漢方薬を調べて、女仙人になる方法を研究し、いつのまにか消息を絶ったという不思議なものまであります。

◉北斎流焼き味噌の作り方

北斎、お栄にかぎらず江戸時代の人たちは「焼き味噌」が大好きで、おかずが足りない時には、生味噌のまま、あるいはショウガなどを混ぜて、細長い杉板などに塗って火にあぶって作りました。ご飯の上にのせてお茶漬けにしたり、酒の肴に廻したりして楽しんでいます。作り方は簡単で、次のようなものです。

まず、長さ二〇センチ前後、巾六センチ位の杉の薄板で作った平串を用意します。無ければ、木製のへらなど形の近い物で代用します。

一番簡単なのが、平串に生味噌を塗り、これをいろりの灰に立てて軽く焼く。その他に次のような作り方があります。

ショウガ焼き味噌……すりおろしたショウガを味噌に混ぜ平串に塗って焼く。好みで砂糖を加えてもよい。

ゴマ焼き味噌……味噌にすりゴマ、砂糖などを加えて平串で焼く。

ニンニク焼き味噌……すりおろしたニンニクにトウガラシ、みじん切りの大葉、砂糖少々を混ぜて平串に塗って焼きます。スタミナ効果は抜群です。

第二一章 坂本龍馬に惚れすぎたお龍の悪い酒

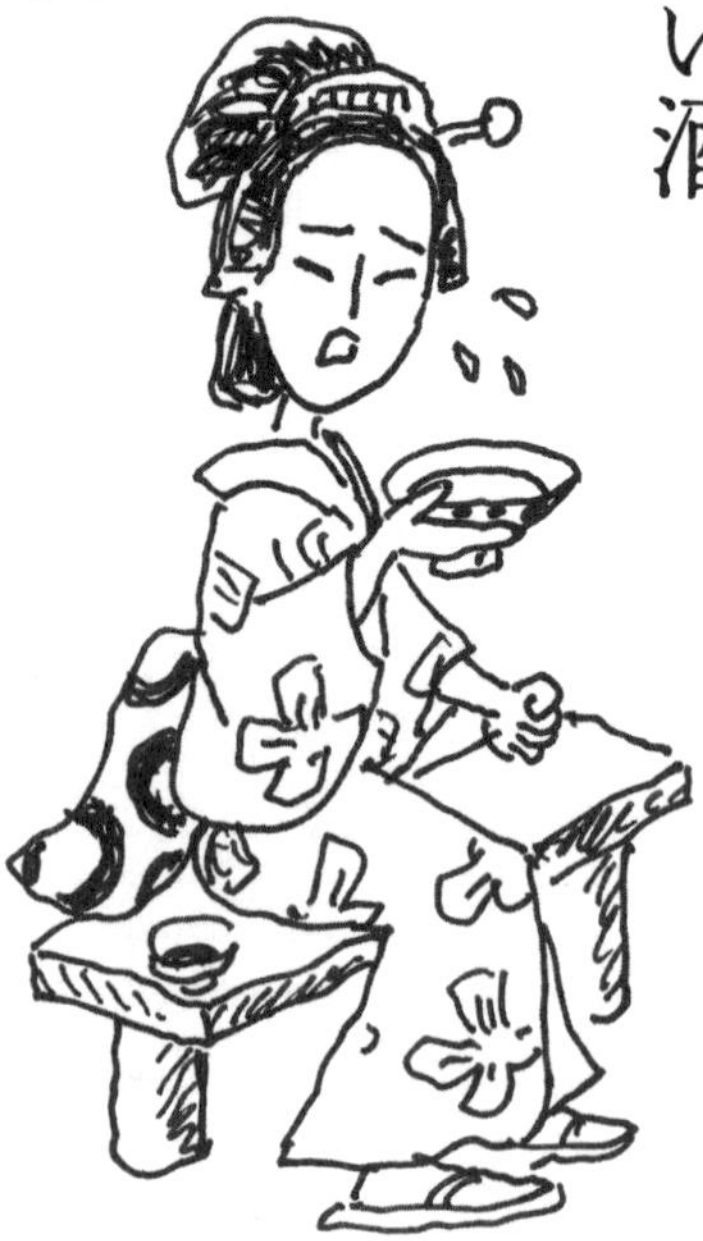

お龍の度胸に龍馬が苦笑

殺伐とした幕末の京の都に、お龍という気の強い女がいました。美人だから、男たちが何かと近寄って来ます。

しかし、目もくれません。お龍の目は、誰かを待っているかのように、いつも遠くを見ていました。

「何てもどかしいんだろ」

舌打ちして、小石を蹴っても、気は収まらない。父は京都で名の知れた医師で、ひそかに勤皇の浪士たちの面倒をみていた。その中に、坂本龍馬もいた。

父が急死した。

お龍の家族の生活は、たちまち困窮します。父が残した借金のために、妹が連行され、女郎屋に売られそうになりました。

怒ったお龍は、短刀を懐にぶち込み、金貸しの家に乗り込み、短刀を突きつけて、啖呵《たんか》を切り、妹を取り戻します。

龍馬は、お龍の男顔負けの度胸に苦笑しましたが、経済的に救済してくれました。お龍は、龍馬の目を見た瞬間、ずーっと待っていたのがこの男であることを知って、顔をまっ赤に染めたのです。

素っ裸で二階へかけ上がるお龍

お龍は、龍馬の恋人となり、楽しい毎日が続きます。

二人は会うと、龍馬の好物の鶏肉鍋をかこんで酒を飲みました。お龍は、酒に強くなり、酔うと肌も桃色に染まり、色気も日に日に増して行きます。

鶏の皮つき肉には美肌効果のコラーゲンがたっぷりですから、お龍の肌の艶やかさが際立ち、龍馬を魅了して離しません。

西に東に奔走して多忙な龍馬は、懇意にしている伏見の寺田屋の女将に、お龍の面倒をみてくれるように頼みます。寺田屋は、龍馬の常宿でした。

慶応二年（一八六六）、その寺田屋で大事件が起こります。二階に滞在中の龍馬をねらった武装集団が寺田屋を包囲します。

入浴中だったお龍は、変事を察知し、素っ裸で二階へかけ上がり、龍馬に知らせました。龍馬は、こぜり合いで負傷しましたが、うまく脱出。

その直後に二人は結婚します。

その時、勤皇の志を同じくする友人の西郷隆盛が、傷の手当てをかねて、鹿児島への夫婦旅行をすすめます。

これが有名な日本のハネムーン第一号となります。鹿児島に着き、温泉旅行に出発する時、西郷は弁当と称して、高価なカステラを手配してくれ、お龍は飛び上がって大よろこび。

二人は温泉に入ったり、高千穂峰登山して楽しみましたが、幸せは長続きしませんでした。

慶応三年（一八六七）一一月、京都の近江屋の二階で、夫の龍馬はまたもや襲撃されて、絶命してしまいます。龍馬が息を引きとった頃、お龍は恐ろしい夢を見ていました。

全身血まみれで、血刀を下げた龍馬が枕許《まくらもと》に悲しげな表情をして、立っていたのです。龍馬は、新しい日本の誕生を目にすることなく、この世を去ってしまったのです。この時、お龍はまだ三〇歳前後で女盛りでした。

大酒で老化を早めてしまうお龍

ひとり身となったお龍は、その後転々としますが、どこへ行っても、周囲となじむことが出来ずに孤立してしまいます。

龍馬のことを一時も忘れることが出来ずに、人づきあいも仕事もうまくいかないのです。土佐の坂本家にも入りましたが、義兄夫婦とも折り合いが悪く、家を出る他ありませんでした。台所などの家事仕事がいっさい出来ないのです。

京都に戻り、龍馬の墓の近くで暮らしていましたが、酒浸りの日々が続くばかり。伝手《つて》を頼って、東京に出ましたが、どこにも安住の地はありません。

最後は、横須賀（神奈川県）にいる妹のもとに転がり込みます。しかし、どこへ行っても、大酒飲みはやむことがありませんでした。若い頃の人目を引く美しさの面影が、老けた表情の中に、わずかに残っているのが救いだったかもしれません。酒の過飲によって、老化を進めてしまっていたのです。

そんな彼女に、紹介する人があって、西村松兵衛という商人と再婚します。しかし、相変わらず酒を手放すことが出来ずに、西村ともいざこざが続いたようです。

いずれにしても、お龍は自己顕示欲が強く、有名な坂本龍馬の妻として、特別扱いして欲しいというプライドが高過ぎたのです。

恐ろしい老婆が出てきた

龍馬さえ生きていれば、新政府の高官夫人になっていたかもしれない、わが身の運の悪さを悲しみ、「私は、龍馬の妻だったんだ」とわめき散らしては、誰にも相手にされなくなって行くのです。

雪の降るある夜――。

家にお龍が一人でいると、旅の易者が雪がやむまで、休ませてほしいと言って、入って来たことがあります。

すると、三日間も酒を飲み続けているという白髪の老婆が顔を赤くして出てきたので、びっくりしましたが、話を聞くと彼女が坂本龍馬の妻だったと知って、二度驚いたというエピソードが残されています。

ひとりの男に惚れすぎた彼女は、酒を飲み続けて脳卒中となり、六六歳で黄泉《よみ》の国へ旅立ちました。あの世で龍馬と再会し、永遠の幸せをつかんだにちがいありません。

お龍は悲しみから抜け出せずに、酒に溺れてしまったのです。

酒は肴もしっかり食べて、ゆっくりと楽しめば、血行もよくなり、若返りにも長寿にも役立つのに、お龍の場合は、最悪のドリンカーになってしまい、寿命まで縮めてしまいました。

日本酒に含まれている麹酸という成分は、細胞の老化を防いで、お肌を活性化させることが分かっており、美肌を作り出す作用で注目されているのです。

お龍は酒を飲む時、あまり肴を食べなかったようで、これも老化を早めてしまいます。刺身や煮魚系の料理を楽しみながら飲んでいれば、タンパク質もしっかりとれますから、旅の客がびっくりするほどのちょっと恐ろしいような老婆になることも無かったのではないでしょうか。

第二三章 与謝野晶子《あきこ》の子育て 情熱長生きごはん

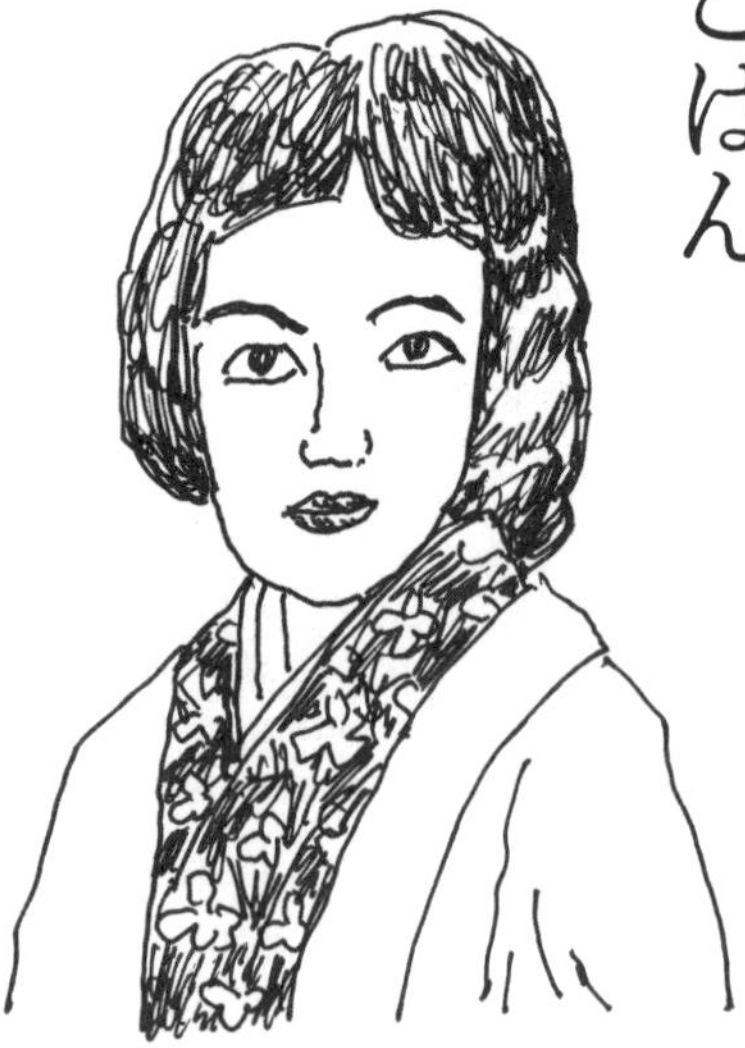

やは肌のあつき血汐《ちしお》

明治一一年（一八七八）に生まれた与謝野晶子《あきこ》は、激しい愛を歌い上げた歌集『みだれ髪』で、一躍有名になった歌人です。

やは肌のあつき血汐《ちしお》にふれも見で
さびしからずや道を説く君

「私のやわらかい肌と熱き心に触れもしないで、淋しくないの？　道を説くあなた」と、情熱的な内容です。

晶子の実家は、堺市の和菓子の老舗・駿河屋で、羊羹で有名でした。代々が食道楽の家で、もともとは大阪で開業していましたが、魚が大阪より新鮮で美味であるという理由で、堺市の港近くに移転したほどの家柄です。夕餉の食膳には、旬の魚料理が幾皿も並んだと伝えられています。

そのような家庭で育った晶子も舌の肥えた娘に育ちました。女学校に通うようになって、父の蔵書を読み、しだいに歌の世界にのめり込んで行きます。

明治三三年（一九〇〇）、大阪で詩人の与謝野鉄幹と出会い、激しい恋におちてしまうのです。晶子は二三歳で、鉄幹は二八歳でした。鉄幹には妻がいましたが、夢中になった二人は、結ばれてしまいます。

二人の不倫に怒った正妻は、子を連れて鉄幹のもとを去って行きました。それを知った晶子は、直ちに上京して鉄幹と同棲を始め、自分の奔放な性愛を歌にし、他の作品といっしょにまとめたのが、歌集の『みだれ髪』だったのです。

食事は何と一汁一菜の貧乏ごはん

官能的な歌人として人気の出た晶子は、明治三七年（一九〇四）、鉄幹が発行している『明星』に発表した「君死にたまふことなかれ」と題する作品で、世の批判を浴びます。日露戦争が始まり、「お国のために死ぬ」ことが潮流となっていた時代に、戦争に反対する詩を堂々と発表したのです。

しかし、晶子は少しもひるまずに、作品はごまかしの無い本当の心を歌うものと主張し続けました。その頃、弟が決死隊に志願したことを知り、その身を案じる正直な思いが、激しい表現となって、ほとばしり出たのです。

二人は、大恋愛の末に結婚したものの、食生活では苦労続きでした。鉄幹の実家は寺であり、それも貧乏寺の出身ですから、食事は何と一汁一菜という粗末なもの。

新婚の頃、新妻の晶子は夫のために腕をふるって、おかず二品と尾頭つきの魚の煮つけを出したことがありました。晶子にとっては、ごく普通の夕餉にちょっと手を加えただけの家庭料理でした。

「美味だね」と言ってくれるだろうか。晶子は頰を染めていた筈です。ところが、鉄幹が、

「こんな贅沢は許しません」と言って怒ったので、晶子はあきれ果てて、実家に帰りたくなったと、後に語っています。

夫は想像もつかないほどの貧乏寺で育っており、一汁一菜の粗食が当たり前だったのです。鉄幹は、確かに女性にもてた詩人でしたが、見た目とは裏腹に、実はけちでした。

結婚した翌年には、長男の光が誕生しています。しかし、晶子は子育てをしながら歌を作り続け、またたく間に歌壇の人気者になっていきました。与謝野家の家計は、人気歌人となった晶子の手にゆだねられ、食事も改善されて栄養的にも向上し、晶子の出産は次々と続きます。

出産は次々と続き一二人の子宝

長男出産の二年後に次男を産み、続いて三年後には双生児と二〇代で四人産んでいます。その後も出産は続き、三五歳で九人目、三七歳、三八歳、三九歳と続けて三人の子を授かり、生涯で一二人もの子宝に恵まれたのです。

晶子は売れっ子の歌人であると同時に、たくさんの子を育てたたくましい母親でもありました。

全国各地を、講演などでひんぱんに旅行した晶子と鉄幹の二人は、旅先で各地の名物料理に舌つづみを打って楽しんでいるうちに、家庭での食事もぜいたくになり、魚や肉料理が当たり前となって、晶子の子を産み続ける体力を強くしていたのではないでしょうか。

晶子は、魚グルメだった父の影響を受けて、魚好きでしたが、魚系の食材にはアンチエイジングの働きをする栄養成分が豊富に含まれています。

晶子の好物のタイを見てみましょう。タイは貴賤にかかわらず日本人の大好きな海魚で、『万葉集』に大変に美味しそうな食べ方が、次のように出てきます。

醬酢《ひしおす》に蒜《ひる》つき合てて鯛願う
吾にな見えそ水葱《なぎ》のあつもの

「醬に酢を混ぜ（現代の二杯酢に近い）、そこへニンニクをつぶして加えて作ったたれ汁で、タイの刺身をあえて食べたいものだと願っている私に、水葱《なぎ》（水アオイ）の熱汁のような暑苦しい物を見せないでくれ」という意味。

昔の日本人は、刺身のような生物《なまもの》には、必ずニンニクとかノビル、ショウガなどを添えて食べています。食中毒の予防だけではなく、風邪などの流行病を防ぐ目的もありました。

江戸時代の『本朝食鑑』には、「常食すると、顔色をよくし、寿命をのばす」とあります。タイは美味であり、長寿効果の高い魚だったのです。

はもにうなぎ、すっぽん料理

タイは、そのスタイルが実に堂々としていて、赤い色調が見事です。昔から食通にとっては、毎日でも食膳にのせたい海魚でした。

タイの赤い色は美観なだけではなく、実はアスタキサンチンという立派な抗酸化成分で、老化を防いだり、美肌に役立つ色素だったのです。しかも、うまみ成分のイノシン酸やグルタミン酸など、各種のアミノ酸がバランスよく含まれていて、血管を丈夫にしたり、血圧を安定させる働きまで期待されているのです。血液サラサラ効果や記憶力、発想力を豊かにする必須脂肪酸もたっぷりなのです。

魚以外で、晶子の好きな物は、そら豆とユリ根、ごま豆腐、野菜の煮つけなどで、野菜もしっかりとっています。

生涯にたくさんの子育てをした気丈夫な母でもある彼女には、他にも好物がありました。はも料理にうなぎの白焼き、そしてすっぽん料理など、精のつきそうな料理です。これらの料理を成分にみますと、アルギニンという夫婦間の夜の愛情を深める上で役に立つアミノ酸が豊富に含まれているという特徴があります。

和菓子屋で育った晶子は、子供たちのおやつに汁粉やおはぎなどを作って、よろこばれています。

晶子は酒もいける口でしたが、夫の方はまったくの下戸。夜がふけて仕事が終わり、ひとりコップ一杯をおいしく飲み干すのが楽しみでした。創作での心の高ぶりをアルコールがゆっくりとほぐしてくれたのです。

昭和一〇（一九三五）に夫の鉄幹が他界。昭和一六年（一九四一）に日本は太平洋戦争に突入して、時代は戦時一色となり、米が配給制となって食料不足が始まります。大根飯やサツマイモ弁当が当たり前の時代になりました。

晶子は脳溢血で倒れ、静養していましたが、昭和一七年（一九四二）になると病状が悪化して、この年の五月に世を去りました。六五歳でしたが、当時の平均寿命が四〇歳代であることを考えれば、立派な長寿と言ってよいでしょう。

日本人の平均寿命が五〇歳を超えたのは戦後の昭和二二年（一九四七）。男性が五〇・〇六歳で、女性が五三・九六歳。男女差は三・九歳でした。

第二三章 淡谷のり子のブルースごはん

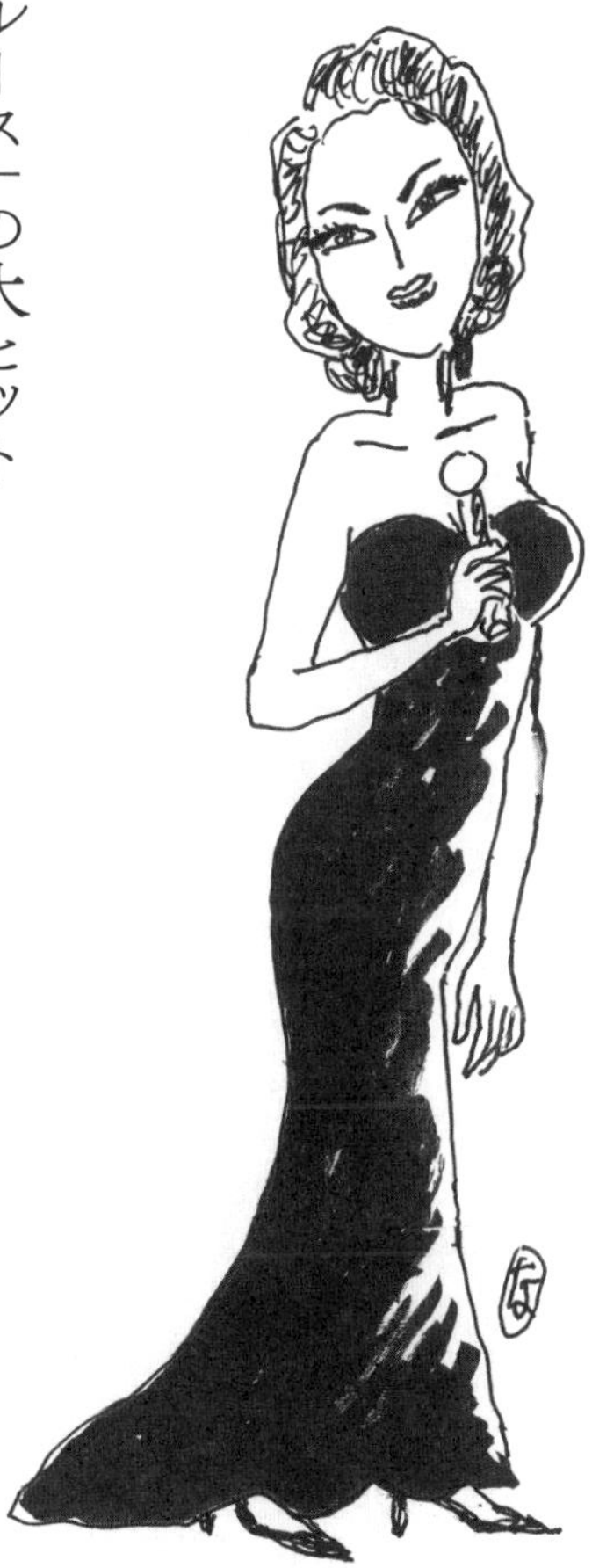

「別れのブルース」の大ヒット

ブルースの女王と呼ばれた淡谷のり子（一九〇七－一九九九）は、「別れのブルース」など、数々のヒット曲で人気歌手になりました。

青森市の出身で、東京の東洋音楽学校（現・東京音学大学）声楽科に入りクラシックの基礎を学んでいます。

いくつになっても健康管理に気配りしていたせいもあって、まわりが驚くほど若々しく、八〇歳を過ぎても肌には張りと艶があり、しわひとつ無かったそうです。

「別れのブルース」が世に出たのは、日中戦争が勃発した昭和一二年（一九三七）で、これが暗い世相を背景に大ヒット。彼女はたちまちスターダムに登りつめました。

ブルース独特のアンニュイ（物憂い感じ）なムードを出すため、レコード吹き込みの前夜は、酒と煙草をあおり、音域を下げるため夜中まで低音で歌い続けるなど、プロに徹する努力もしています。

戦時中（太平洋戦争）は、前線まで出かけて行っては、兵隊さん達の前で慰問活動もしました。当時、日本の女性達の戦時服は「もんぺ」でした。

しかし、兵隊さんの前で、「もんぺ姿で歌っても、誰もよろこばない」といって、もんぺ着用を拒否し、「化粧して、ドレスを着るのは、歌手にとっての戦闘服なのよ」という信念で通しました。

当局によって禁止されていた髪にパーマをかけ、派手なドレスを身につけ、前線に赴く兵隊さん達を慰めながら歌い続けていたのです。

津軽ごはんの長寿パワー

戦後の昭和二八年（一九五三）のＮＨＫ紅白歌合戦に初出場して、いきなりトリを務めて話題となり、人気に拍車がかかりました。

昭和五四年（一九七九）、淡谷のり子が津軽三年味噌（かねさ）のＣＭに出演し、その時のコピーである「たいしたたまげた」という方言が、当時の流行語になるほど大ヒット。「たいしたたまげた」は青森地方の方言で、「とっても驚いた」という意味になります。

彼女が地方コンサートを本格的に始めたのは七〇歳代になってからで、北は北海道から南は沖縄まで、ハードなスケジュールを嬉々としてこなし、少しも疲れを見せなかったそうです。

歌うことが、何よりも好きだった彼女は、「嫌いなことをするとくたびれる。好きなことをすると若返る」。これが彼女の老化防止法であり、若返り法でした。淡谷のり子の若さを同時にサポートしていたのが食事法です。

彼女は大の和食党であり、これが体質によく合い、若々しい表情や歌唱力を支えていました。冬になると雪の日が続く青森市の出身であり、土地の食習慣を変えることはありませんでした。

ハードなスケジュールをこなしながら、九三歳まで長生きできたのも、基本的には、生まれ育った土地の食習慣があったからではないでしょうか。

毎日の献立について、『晩年長寿の達人たち』（別冊歴史読本）の中に、次のように紹介されています。

「（淡谷のり子は）大の和食党で、朝食はご飯と味噌汁と梅干し、それに漬物、納豆、のり、卵、シャケが定番。梅干しにはこだわり、紀州から取り寄せた。朝食後は必ず果物。消化によく、肌のためにもいい。

キャベツやトマトなどの野菜も好んだ。飲み物は中国茶。脂肪を流してくれるから。食後と就寝前には飲むのが日課となった。コーヒーは肌に悪いし、喉にもよくない、との理由から口にせず、そのかわりよく飲んだのが、レモンスカッシュと牛乳である」。

ご飯、梅干し、のり、シャケ

ご飯、味噌汁、梅干し、漬物、納豆、のり、卵、シャケ、果物、キャベツ、トマト、中国茶、牛乳などを毎日のようにとっています。すべて老化を防ぐ長寿食ですが、中でも注目したいのが梅干し、納豆、のり、シャケ、トマト、牛乳です。
旅が多くハードワークが続く彼女の健康を守る上で重要な働きをしていたのが梅干し。酸味のもとのクエン酸やリンゴ酸などの有機酸は、血行をよくして疲労回復に役立つだけではなく食中毒の予防などにも効果があるからです。彼女がよく食べていた、その他の食べ物についても簡単に説明してみましょう。

◉**納豆**　美肌や美髪作りを促すためにはビタミンB_6をはじめB_1、B_2、葉酸、ビタミンEなどに加えてアミノ酸をとる必要がありますが、それらをまとめて含んでいるのが納豆なのです。

◉**のり**　高タンパク質食品の上にイライラを防いで骨を丈夫にするカルシウムもたっぷり。眼の魅力を保つカロテン、若々しい身体を保つビタミンC、整腸効果を高める食物繊維も豊富に含まれています。

◉**シャケ（鮭）**　シャケは抗加齢食のナンバーワン。サケの赤い色素はアスタキサンチンで、体細胞の老化を防ぐ力が強く、若返りや美肌効果、免疫力強化の作用などで注目されています。注目されるのは、シャケに多く含まれているビタミンD。カルシウムの吸収を助けて、骨を丈夫にすることは前から認められているビタミン。ところがコロナ禍のさなかに、ビタミンDには免疫力を改善、強化してインフルエンザや新型コロナウイルスの感染を予防する作用があると言われるようになり、急に注目を集めているのです。事実、ビタミンDが不足すると新型コロナウイルスの感染率や死亡率も高くなるという研究もあるそうです。シャケには、他にも血液サラサラ効果のEPAや記憶力の衰えを防ぐDHAも含まれており、老けない食べ物としては理想的です。

◉トマト　トマトにはビタミンCが多く、リコピンなど抗酸化力のある成分が多く、肌や粘膜の健康を保ち、肌荒れの解消や風邪などの予防に役立ちます。リコピンは皮に近い部分に多いので、皮ごと食べるとよいでしょう。

◉牛乳　カルシウム補給源の代表格と言えば、何といっても牛乳でしょう。カルシウムは、一般的に吸収されにくい物質ですが、牛乳の吸収率は四〇から七〇パーセントと高いのです。カルシウムは、骨や歯を丈夫にしたり、ストレスの緩和につながります。脂質や炭水化物をエネルギーに変えるビタミンB_2も含まれています。

以上のように、体によい食生活を送りながら、アクティブな歌手生活を続けていました。若い時は、大酒を飲むこともあり、ヘビースモーカーでもあったが、専属の楽団を抱えるようになってからは、酒も煙草もきっぱりとやめました。

この禁酒、禁煙が美肌作りと老化防止に大きく役立っていたのはいうまでもありません。「お化粧は、営業用の顔」といって、休日はすっぴんで通しています。化粧することが、肌荒れの原因になることを恐れたからに他なりません。

何歳になっても、美声を維持するために腹式呼吸など呼吸法にこだわり、歌うこと自体が健康法と考えていました。

八七歳の時に脳梗塞で倒れ、復帰に向けて執念を燃やし、トレーニングも続けましたが、平成一一年（一九九九）の夏の終わりに、九二歳で華やかな生涯を閉じました。

第二四章　きんさん、ぎんさんの一〇〇歳アイドルごはん

一〇〇歳のアイドル登場

一〇〇歳を超えても、テレビのアイドルになるほどチャーミングな双子の姉妹がいました。姉は成田きんさんで、妹は蟹江ぎんさんです。人なつっこい笑顔と軽妙な受け答えは、とても一〇〇歳の老人には見えず、

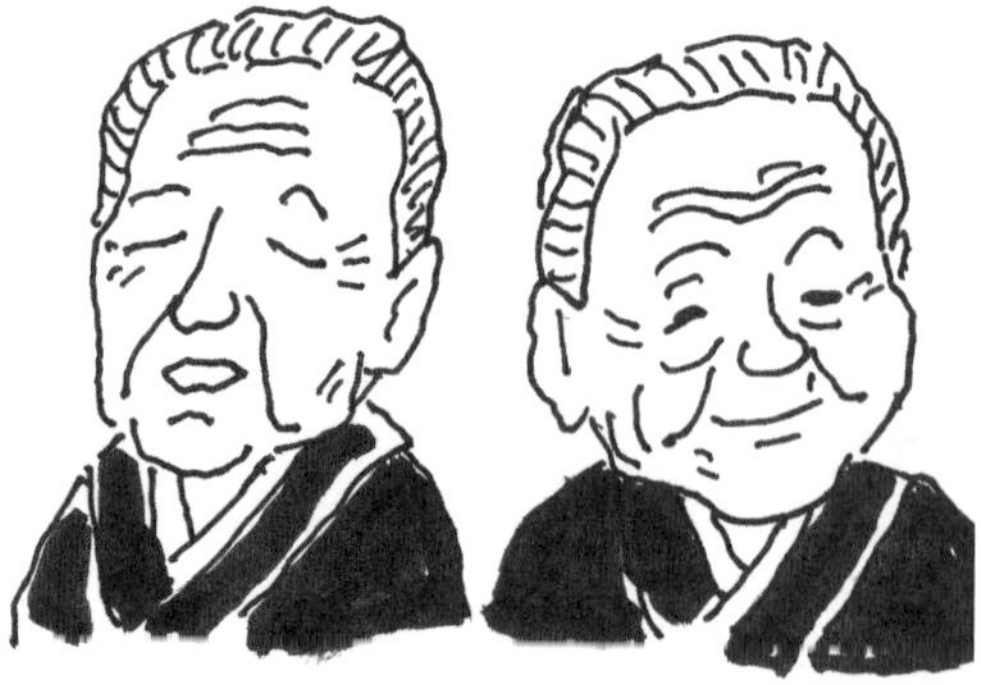

マスコミから引っ張りだことなります。

明治二五年（一八九二）、愛知県鳴海村（現名古屋市緑区）で生まれ、明治、大正、昭和、そして平成と激動の一世紀を生き抜きました。

その間の苦労を少しも感じさせない明るさで、多くの人たちを勇気づけてきたのです。「生まれてから、働きづくめだったが、おかげさまで、今が一番幸せだねー」が口癖で、ニコニコしながら語りました。

和服姿で座布団の上にちょこんと坐り、テレビに登場する二人の姿を覚えている人も多いのではないでしょうか。

きんさん、ぎんさんは、コマーシャルでも有名でした。明るくて、元気で、何よりも可愛らしい。

そして、一〇〇歳以上とは思えないほど、たくましい。自分のことは、自分でする。足腰も、目も耳も達者で、認知症にもなっていません。頭脳明晰で、面白い答えがポンポンと返ってくるのです。

一〇〇歳のアイドルが大歓迎されたのは、誰しもが、あのように明るく楽しく、長生きしたいという〝長寿願望〟があったからに他なりません。

日本は健康に留意すれば、誰もが長生き出来る時代になりつつあったのです。

二人ともワカメの味噌汁が大好き

しかし、人間の寿命には限界があります。きんさんは二〇〇〇年に一〇七歳、ぎんさんは次の年の二〇〇一年に一〇八歳で旅立ちました。

きんさんは亡くなる前に、布団の中で「ナンマイダブ・ナンマイダブ」と唱えていたそうです。長かった人生が終わりに来ていることを、悟っていたのです。眠ったまま、静かに息を引きとったと伝えられています。

ぎんさんは、姉の訃報を布団の中で娘から告げられると、声にならない声を出して、布団を頭からかぶり、その中で手を合わせて、静かに泣いていたそうです。

ぎんさんは、亡くなった姉のきんさんの後を追うように、翌年一〇八歳で旅立ちます。二人とも大往生でした。

一〇〇歳過ぎても仲良し姉妹だった二人の好物は味噌汁で、ほとんど毎日食べています。きんさんの場合、「朝も夜も、味噌汁を欠かしたことがないがね」といい、具は豆腐、ワカメ、大根などを好み、朝は生卵をぽとんと落とした味噌汁が多かったと、週刊誌などで語っています。

ぎんさんも、小さい時からワカメの味噌汁を好み、豆腐を入れる場合もあり、他にはタマネギや里イモ、ネギを入れた味噌汁が多かったようです。ワカメには腸内の善玉菌を増やして病気に対する免疫力を高める効果があります。抗酸化成分のカロテンやビタミンEも豊富ですから、長寿作用も高くなります。

味噌の材料は畑の肉と呼ばれるほどタンパク質の多い大豆。しかも、発酵によってタンパク質はアミノ酸になっています。大豆には、植物性の女性ホルモンとも呼ばれているイソフラボンも含まれており、二人の長寿と若さを維持する上で、大いに役に立っていました。

二人の好きな魚はマグロとヒラメ

きんさん、ぎんさんは、五、六歳の頃から、畑の仕事から食事の準備など、両親を助けて、よく働きました。当時の農家では、どこでも子供は大事な働き手であり、妹や弟も次々と生まれていました。

畑でとれた大豆や野菜を食べ、身体を惜しみなく使って働きます。小さい時からのこのような生活が、二人の健康長寿の土台をつちかってきました。

長生きするために、味噌汁と並んで重要なのが魚で、それも刺身で食べるのが最も長寿効果が高いことが分かっています。長寿成分の脂質が加熱することによって失われやすいからです。

きんさんの場合、とりわけ好物だったのがマグロで、夕食には五切れほどの刺身がのる時が多かったようです。ウナギの蒲焼きも大好きで、こちらは昼食のご馳走です。

魚好きな点では、ぎんさんも負けてはいません。ただ、きんさんのマグロ系の赤身の魚ではなく、新鮮なカレイやヒラメといった白身の魚を好み、毎日のように食べていました。

魚には、血液をサラサラにしたり、頭の若さを保つ必須脂肪酸が多く、二人の長寿に貢献していたのはまちがいありません。

ぎんさんは、大の日本茶好きでしたが、きんさんはあまり好まず、白湯《さゆ》を服するのが習慣でした。二人は、お互いの健康を気づかう思いやりがとっても深く、評判になっていました。

晩年になって、ぎんさんが姉のきんさんに「梅干しを毎日食べると健康にいいよ」と勧めたことがあります。すると、素直に聞き入れ、さっそく妹を見習って、食事ごとにとるようになったそうです。

散歩と入浴が大好き

梅干しの果肉中に含まれているクエン酸やリンゴ酸などの有機酸には、強い殺菌力と疲労回復効果があり、細菌の増殖を抑えて、健康をサポートする働きがあります。梅酢にはポリフェノールも含まれていて、インフルエンザウイルスに対しても、その増殖を抑制する効果が期待されています。

梅干しの着色に用いられる赤ジソの葉の芳香成分にも、強い殺菌力や保温力があり、風邪の引きはじめなどに、昔から用いられてきました。

食生活以外で、二人に共通していた健康法は、「散歩」と「湯浴《ゆあ》み」。二人ともお風呂が大好きなのです。

一日の終わりの湯浴みで、一日の疲れを癒します。ほとんど毎日、入浴を欠かしたことが無かったそうです。

そして、散歩。雨さえ降らなければ、毎日のように一人で乳母車を押しながら出かけます。散歩は、足腰の衰えを防ぐ上で、大変に役に立ちました。

二人の食事は、大変似ている内容で、まさに一汁三菜。ご飯と豆腐やワカメ、野菜などの入った味噌汁、主菜は魚系、副菜は根菜の煮物、それに梅干しがつきます。

日本人が、何百年もかけて形成し、定着させてきた「和食の組み合わせ」そのものなのです。きんさん・ぎんさん流一汁三菜が長寿に役立つ「長寿ごはん」だったのです。

第二五章 森光子でんぐり返しのニコニコ長寿ごはん

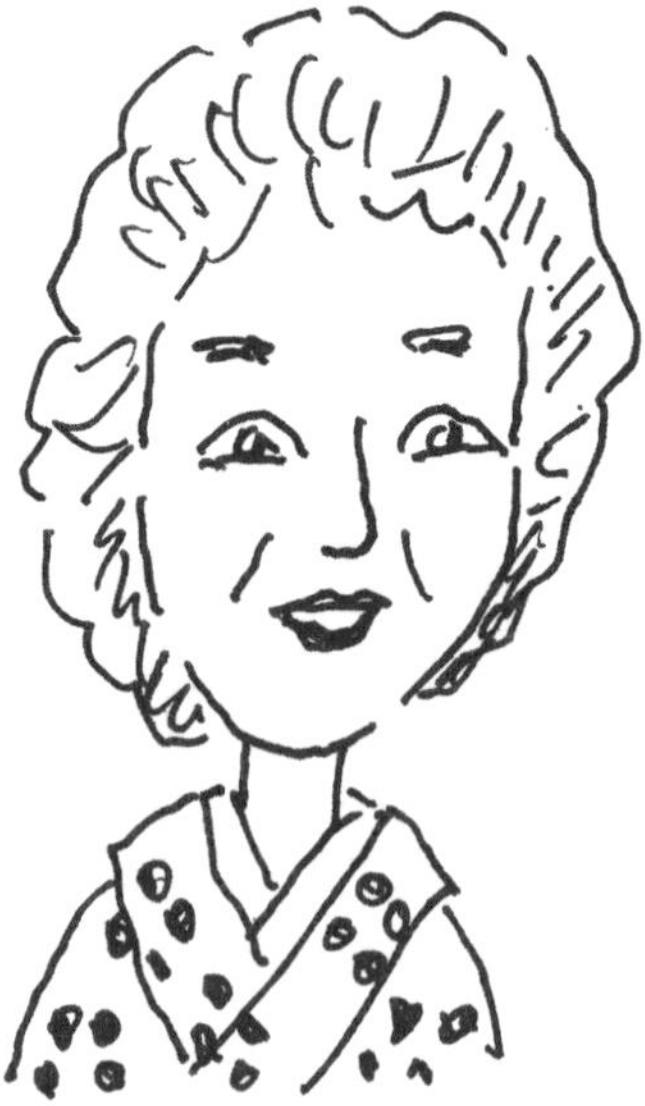

子供時代から歌や踊りが大好き

森光子（一九二〇―二〇一二）は、子供の頃より、歌や踊りが大好きで、七歳の時にはNHKのラジオに出演しています。

生まれたのは大正九年（一九二〇）で京都市の出身。母は祇園の芸妓《げいぎ》で父は紡績会社の御曹子でした。二人は恋仲となりましたが、家族の猛反対に遭い、結婚は出来なかったのです。森は、母の私生児として育てられることになります。

芸好きな森は、松竹少女歌劇のスターにあこがれ、その道に進もうと決心しますが、果たすことが出来ず、従兄の嵐寛寿郎のプロダクションに入り、映画デビューをします。後に新興キネマ（後の大映）に入り、娘役として、多くの映画に出演することになります。その頃人気のあった、阿波（徳島県）の狸合戦伝説をテーマにした「阿波狸合戦」などの喜劇映画によく出演しています。

戦時中は、日本軍慰問団に入り南方戦線などを巡回していますが、慰問団で女優の赤木春恵と出会い、以後六〇年以上にわたって親交を続けることになります。

終戦後は、女優にとどまらず、ジャズ歌手として進駐軍キャンプへの巡業も行っています。ところが、昭和二四年（一九四九）の秋に肺結核で倒れ、その後ほぼ三年間、京都の山科で闘病生活を送ることになります。

終戦直後の日本は食糧不足が慢性化し、国民がことごとく栄養失調となって、免疫力が低下し、肺結核が大流行しました。その後、抗生物質のストレプトマイシンなどの特効薬やＢＣＧ接種の登場に加えて食糧事情もよくなり、肺結核は減少して行きます。

スクワットで足腰を鍛える

森は、食生活の重要さを意識して、毎日の食膳に鶏の卵を加えるようになります。森に限らず、内外の長寿者に卵好きが多いのは、卵に含まれている栄養効果を本能的に見抜いているからではないでしょうか。

卵は、ビタミンCと植物繊維以外の栄養素をまんべんなく含んでいて、免疫力の強化や老化を防ぐタンパク質を摂るためにも最適な食品といってよいでしょう。脳内の記憶力に関係の深いアセチルコリンの原料となるコリンも含まれていますから、台本の暗記にも役立っていたのはまちがいありません。

健康管理に気配りしながら、活躍の領域を広げ、映画、舞台に加えてテレビにも出演するようになり、女優としての人気を高めていきます。

昭和三七年（一九六二）にスタートした森のライフワークとなる『放浪記』は長期公演となり、八九歳の誕生日となる平成二一年（二〇〇九）には前人未到の上演二〇〇〇回を達成しました。

舞台をところ狭しと駆け回り、大声で笑い、声を張り上げながら、元気にステージで演じ続けたのです。

本人は、躍動的な舞台を続けるためには「健康が一番」を通し、ホテルの部屋では、両手を腰にあててスクワット（膝の曲げ伸ばし運動）をし、足腰が弱るのを防ぐことを忘れませんでした。

スタッフの誰よりもアクティブに行動し、ギャグやジョークを飛ばして、皆が緊張しないように気配りも忘れませんでした。

多い時には、一日に一五〇回もスクワットをしたと言うのですから、食欲もどんどん湧きます。スクワットといってもハードなものではなく、年齢に見合った軽めの屈伸だったようです。

ビーフステーキで体力をつける

『放浪記』は、林芙美子の自伝的な小説をベースに戯曲化したもので、ようやく小説を認められた林が大喜びして、助走をつけて、でんぐり返しをするシーンがあります。

それを森が舞台中を駆け回って実演したところ、あっという間に人気の見せ場になってしまいます。足腰が衰えたら、キレのよいでんぐり返しなど出来ません。

そこで始めたのが七〇歳になってからのスクワットというのですから驚きます。森がテレビに出演すると、必ず話題になったのが、このスクワットでした。

高齢になっても肌の色艶がよく、女性の間で「森光子さんのお肌は、いつもピカピカして輝いている」と話題になっていました。

その秘密は、卵に加えて肉も食べて動物性タンパク質をしっかり摂っていたことにあるようです。卵や肉は、舞台のハードなアクションのスタミナ源にもなっていました。

晩年になっても一回に一〇〇グラム位のビーフステーキを平らげていたというのですから体も消化器も健康だったのです。

肉などの動物性タンパク質の摂取量が足りなくなると、アミノ酸不足が起こり、筋肉を維持出来なくなって、若さを保つどころか、極端にいうとフレイル状態（健康と要介護の中間的な段階）になってしまいます。

後期高齢者（七五歳以上）になると、転倒などによる骨折が増加しますが、それを防ぐための強い味方が肉に多い良質のタンパク質なのです。

中でも森が好んだ牛肉が注目されるのは、筋肉強化に寄与する必須アミノ酸のロイシンが多いという点。高齢による筋肉の低下を防ぐのはもちろん、筋肉の力を強くする効果も期待できるのです。

九二歳で旅立つ

牛肉に多い必須アミノ酸のトリプトファンは、心を明るく前向きにし、幸せ感を高める脳内ホルモンのセロトニンの原料になります。森が、いつも自然な若々しい笑顔を見せていたのも、肉料理によるアミノ酸の効果が大きかったのではないでしょうか。

牛肉には抗酸化成分のカルノシンやアンセリンも含まれていて老化の原因となる活性酸素を消去する力がありますから、若返り作用も期待できます。

牛肉には鉄分もたっぷりですから、血色のよい若々しい表情の維持に役立っていました。もちろん、ふだんの食事で野菜もフルーツも摂っています。

しかし、残念ながら、どんなに元気に振る舞っていても、衰える時が来ます。『放浪記』は二〇一七回まで続演し、次の年も九〇歳で挑戦することになっていましたが、中止になってしまいます。原因は体調不良でした。

平成二四年（二〇一二）、衰弱が著しく進み入院しましたが、それでも復帰への意欲を持ち続け、枕元には『放浪記』の台本も置かれていたそうです。この年の一一月、森光子は眠るように息を引き取りました。満で九二歳の見事な人生でした。

第二六章 日本の一一七歳は魚の刺身、イタリアの一一七歳は牛肉の生食

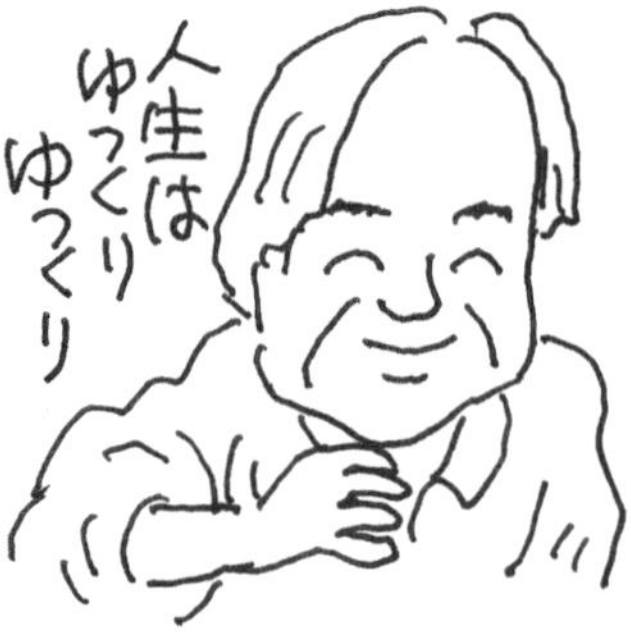

一〇二歳の時に盆踊り

一一七歳の長寿記録を立てた大川ミサヲが、大阪市東住吉区の特別養護老人ホームで亡くなったのは、平成二七年（二〇一五）の四月でした。

生まれたのは明治三一年（一八九八）で、まだ勝海舟や福沢諭吉など新しい日本を立ち上

げるために大活躍した英傑たちが存命していました。

京都府京丹後市の木村次郎右衛門が平成二五年（二〇一三）に一一六歳で死去した後、彼女は平成二七年に亡くなるまで、日本最高齢であり、世界記録を達成した長寿者として、ギネスの世界記録にも認定されています。

呉服屋の四女として育ち、大正八年（一九一九）に結婚しましたが、夫の死後は女手ひとつで子を育て、苦労しながら健康には何よりも気を配り、長生きしてきました。

一〇二歳の時、盆踊りに出かけたというのですから、とっても達者だったのです。ところが、夢中になって踊っている時に転倒して、足を骨折してしまいました。

緊急入院しましたが、早く回復させようと、退院直後、手すりにつかまってスクワットを始めたというのですから、その生命力の強さには驚かされます。

その時の怪我以外に大病を患ったことはありませんでした。しかも、元気で、一一〇歳になるまでは、車椅子を使うこともなく、歩くことが出来たのです。

魚に多い若返り成分

長寿の秘訣として、彼女がよくあげたのが、「美味しいものを食べる」、「ゆっくりと生きる」、そして「よく眠る」で、実に説得力があります。

その「美味しいもの」も鯖鮨、刺身、そして肉料理と続き、コーヒーまであげているのです。すべて長寿効果の高い健康食ばかり。

これらが、彼女の不老長寿に役立っていたのはまちがいありません。

魚に特に多い「老けない効能」があります。それが必須脂肪酸のDHAとEPAで、どちらも老化予防の効果が特に強いことで知られています。DHAの方は特に脳や目を老けさせない作用があり、EPAは血管や血液、お肌を老けさせない働きで知られています。

大川ミサヲを見ても理解できますが、長寿というのは、老化の進行が遅いということなのです。つまり、若いままで物理的な歳をとることが出来るのです。それを証明したのが彼女で、合理的な食生活によって、歳をとっても若さを維持していました。

肉を食べることによって、若さの素となるアミノ酸バランスのよいタンパク質をしっかりとっていたのです。

大川ミサヲと同年齢の一一七歳で他界したイタリア人女性がいました。エマ・モラノです。大川ミサヲは二〇一五年、エマ・モラノは二〇一七年に他界しています。

エマ・モラノの長寿食は牛肉の〝刺身〟

二人は、同年齢で亡くなっていますが、食事の仕方がよく似ているのです。大川ミサヲは、魚の生身を刺身にして食べるのを好んでいました。

エマ・モラノの場合は、牛肉の生食なのです。いってみれば牛肉の刺身です。そのひとつが、牛肉の叩きともいうべきカルパッチョ。もうひとつが牛肉のタルタルステーキ。

特に好んだのがタルタルステーキ。新鮮な牛肉のやわらかい部位を包丁で細かく刻み、ハンバーグ状に形をととのえて、卵黄をのせ、ニンニクなどの薬味と調味料で味をととのえ、軽く混ぜて食べます。

かなり濃厚な料理で、これを日常的に食べていたというのですから、超長生きする方の食欲は、実にサプライズ（驚き）です。

肉には筋肉量の低下を予防するロイシンや幸せホルモンのセロトニンの原料となる必須

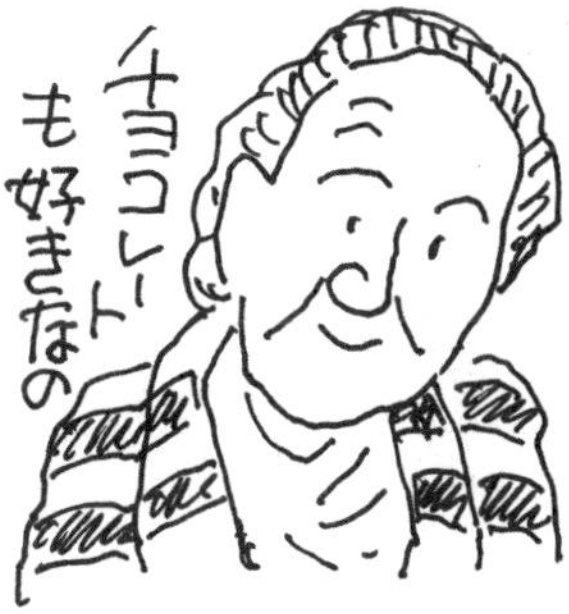

アミノ酸のトリプトファンが多く、心を前向きにして、体の老化防止に役立ちます。

彼女は、子供の頃は病弱で、医師から健康によいからと卵をすすめられ、一〇〇年以上も毎日欠かさずに食べてきたそうです。

日本の長寿者でも、卵を常食している方が少なくありません。

卵は、老化を防ぐ長寿食なのです。

不老長寿の実現に欠かせない栄養素のうち、ビタミンCと食物繊維以外は、ほとんど含まれています。卵黄に多いコリン（レシチン）は、脳の神経伝達物質であるアセチルコリンの材料となり、脳の機能を高める作用があります。

アセチルコリンは、記憶や学習、睡眠、目覚めといった脳の働きと深くかかわっており、生涯現役の長寿を実現するためには、とても重要です。

老化による脳の衰えに歯止めをかけ、物忘れや認知症を防ぐためにも、レシチンを積極的に補うことが大切になってきます。

コリンは卵黄の他に大豆などにも豊富に含まれており、大川ミサヲの場合は、味噌汁や豆腐、きな粉などを通してしっかり摂っています。

エマ・モラノはチョコレートを好み、時々はブランデーを飲んでいたようです。少量の飲酒は、血行をよくし、心臓の老化を防いで、脳の若さを保つ上でも役に立ちます。

コーヒーの成分で老化を防ぐ

エマ・モラノは結婚したことがありますが、離婚しています。理由は夫の暴力で、以来ひとり暮らしを通しました。

後のインタビューで、「私は誰からも支配されたくなかった」と語っています。ストレスから解放されて、自由になったことも、長寿の原動力のひとつになったようです。

夫と別居してからはひとりで、自宅アパートで生活していましたが、外出も少なくなりました。最晩年は寝たきりのままで、介護を受けるようになったのは、数年間だけであり、冗談を言っては、よくまわりの人たちを笑わせていたそうです。

出身地の町は彼女の死去にコメントを出し、「エマ・モラノは比類のない生涯を過ごした。前向きに生きた彼女の力強さを、私たちは忘れない」と語っています。

イタリアでは、歴代最長寿記録を持つ女性で、ヨーロッパではフランスのジャンヌ・カルマン（没年一二二歳）に次ぐ歴代二番目です。

日本の大川ミサヲの一一七歳の超長寿もすばらしい。食べ方が理想的で、魚と肉の両方からタンパク質を摂っているのです。

彼女はコーヒーも好きで、よく飲んでいたそうですが、海外の長寿者もコーヒー好きが多いのです。コーヒーに含まれているクロロゲン酸などの抗酸化成分が、老化を遅らせる上で、大きな役割を果たしている可能性があります。

内臓脂肪の燃焼や糖尿病、動脈硬化の抑制に効果的なアディポネクチンという長寿ホルモンがありますが、一日にコーヒーを四杯以上飲む習慣があると、このホルモンの体内濃度が高くなるという研究もあるそうです。

意志や好奇心が強く、入所先の施設で、地元の方たちの訪問を受けた時などには、「人生は短かった。あっと言う間」と語り、「私は、まあまあ幸せや」とにっこりといい笑顔を見せました。

一一七歳の誕生日を迎えてから、およそ一か月後に、入居先の特別養護老人ホームで、老衰のために死去しました。大往生だったと伝えられています。

第二七章 新型コロナウイルスに負けない長寿法をスーパー長寿者のジャンヌ・カルマンに学ぶ

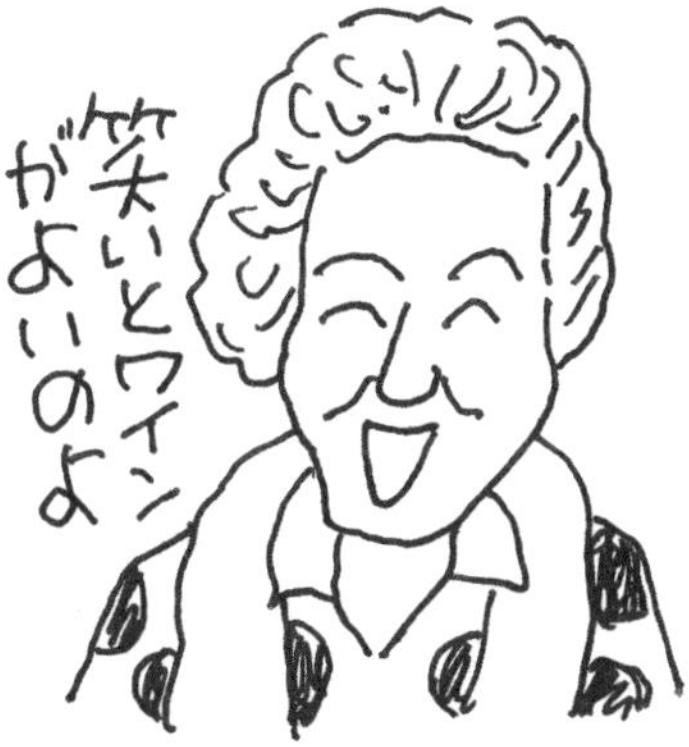

ワッハッハで免疫パワーを強くする

一日に五、六回は、「ワッハッハ」と大笑いしながら、楽しく長生きするために必要な身体能力の中で、もっとも大切なのは強い免疫力ではないでしょうか。免疫力というのは、ウイルや細菌などさまざまな原因が引きおこす病気から体をガードし、健康を維持する力のことです。

人生の途中で病気をしたら、最悪の場合、そこで生涯の終わりになってしまうかもしれません。寝たきりの病気になるのも、辛いことです。

今地球全体を恐怖のどん底に追い込んでいる新型コロナウイルスは、変異しながら、人間の体の中に入り込むチャンスをねらっています。新型コロナウイルスが下火になっても、第二、第三の未知なる殺人ウイルスが、出現して襲ってくる可能性だってあります。私たちは、そのような時代に生きているのです。

驚くほど長生きしている方は、強い免疫力で常にガードされていて、大きな病気をしないか、病気になっても、早く治ってしまうような気がします。

国の内外を問わず、長生きしている方々は性格的に明るい方が多く、実によく笑います。声をあげて「ワッハッハ」と笑うのです。

筆者は何年か前まで、長寿村の研究をしていましたが、目の前で「ワッハッハ」と大笑いの挨拶を受けると、こっちまで「ワッハッハ」と共鳴してしまい、何となく自信がついてきて、長寿パワーの「お裾分け」をちょうだいした感じになり、とってもうれしくなったものです。

免疫力の強化法のひとつに笑いがあり、ウソでもいいから、大笑いしなさいとよく言われるのは、免疫細胞を増やすために役立つからに他なりません。

笑うと気持ちが明るくなり、幸福感が満ちてくるのは、幸せホルモンのオキシトシンが脳内に放出されるためで、ストレスの解消にも役に立つそうです。こうなると、人生は笑うが勝ちなのです。

その「笑い長寿法」を実行して、世界一長生きしたのが、フランスのジャンヌ・カルマンでした。新型コロナウイルスに対する免疫力の強化食として、脚光を浴びているチョコレートが大好物という点でも注目されます。

人類史上もっとも長生きした女性

出生証明書など、確実な証拠のある人物として、人類史上もっとも長生きしたのが、フランスのジャンヌ・カルマンという女性です。

フランスのアルルで生まれたのが一八七五年の二月で、他界したのが一九九七年の八月ですから、実に一二二年の長い人生を生き抜いたスーパー長寿者です。

彼女の父親は九二歳、母親は八六歳、兄が九七歳まで生きており、長寿は遺伝的な要素も強かったのかもしれません。

一八九六年に結婚しましたが、娘を一九三四年、夫を一九四二年に亡くしています。しかし、負けずぎらいなジャンヌ・カルマンは、八五歳でフェンシングを始めたというから驚きです。フェンシングは、中腰になって、相手をすばやく攻撃する西洋流の剣術であり、それが出来たということは、運動機能や筋肉が老化していなかったのではないでしょうか。

さらに驚嘆するのは、自転車には一〇〇歳まで乗っていたということです。健康には自信があったのです。日本の一〇〇歳以上の長寿者の場合、野菜類を好んで食べていますが、彼女はあまり好きではなかったようです。その代わり、好きなものは目を輝かせて食べ、そのような食事のスタイルが超長寿に役立っていたように見えます。

彼女の好物というのが、ワインとチョコレート。いずれも、心臓や脳を酸化から守り、細胞の若さを保つ抗酸化成分の豊富なものばかりなのです。

長野県と山梨県は、いずれも日本の長寿県であり、どちらも山岳が多く標高が高いから、果物の栽培には適しています。両県ともブドウの栽培が盛んで、日本でもトップクラスの生産県です。

ブドウの果肉やワインに多いレスベラトロールや抗酸化成分が、誰の体の中にもある長寿遺伝子をオンにして、活性化させる働きがあり、認知症の予防に加えて、動脈硬化やガンの予防効果でも期待が寄せられています。

チョコレートと「ワッハッハ」

彼女のチョコレート好きも、スーパー長寿に役に立っていたようです。食べる量も多く、一週間に九〇〇グラムも平らげていたというのですから、彼女の長寿と関係が深かったことが容易に想像出来ます。

チョコレート中のカカオポリフェノールには老化防止の効果があり、古くから「神の食物」と呼ばれるほどの長寿作用で知られていました。ラットの実験では、チョコレートの抗酸化成分であるポリフェノールを与えたところ、その血管はしなやかさを保った上に、動脈硬化になりにくかったそうです。

チョコレートにはカカオプロテインというタンパク質成分も含まれていて、チョコレート中の食物繊維と共に腸内環境を整えて、ウイルスなどの感染症に対する免疫力を高めてくれます。

ジャンヌ・カルマンは、少女の頃に父が営んでいた雑貨店に絵具や画布を買いに来た画家のゴッホと会ったこともあるというのが自慢でした。

一一四歳の時に映画にも出演して、史上最年長の女優にもなっています。彼女は根が楽天家であり、「どうにもならないことで、くよくよ悩んでも仕方がないでしょう」というような、常に前向きの人生観でした。

晩年は目が不自由になり、車椅子で生活していましたが、会話は常にユーモラスで、「笑いが、私の長寿の秘訣なの」と言い、医師や看護師を大笑いさせていました。

「ワッハッハ」とか「ゲラゲラ」など声を出して笑うと、横隔膜が活性化して腹筋や表情筋が活発に働き、全身の血流がよくなります。大笑いは、有酸素運動と同じように、酸素をたっぷり取り込むことができて、ストレス解消にも大いに役に立ちます。

笑うと免疫力を強くして、自然治癒力を向上させるナチュラルキラー細胞（NK細胞）の活動が高まり、ガン細胞をやっつけてしまうほどのパワーを発揮するそうです。

「笑う門には福来たる」とは、昔の人はよいことを言ったものです。「ワッハッハ」と大笑いして、ウイルスをやっつける福パワーを呼びましょう。

実行篇

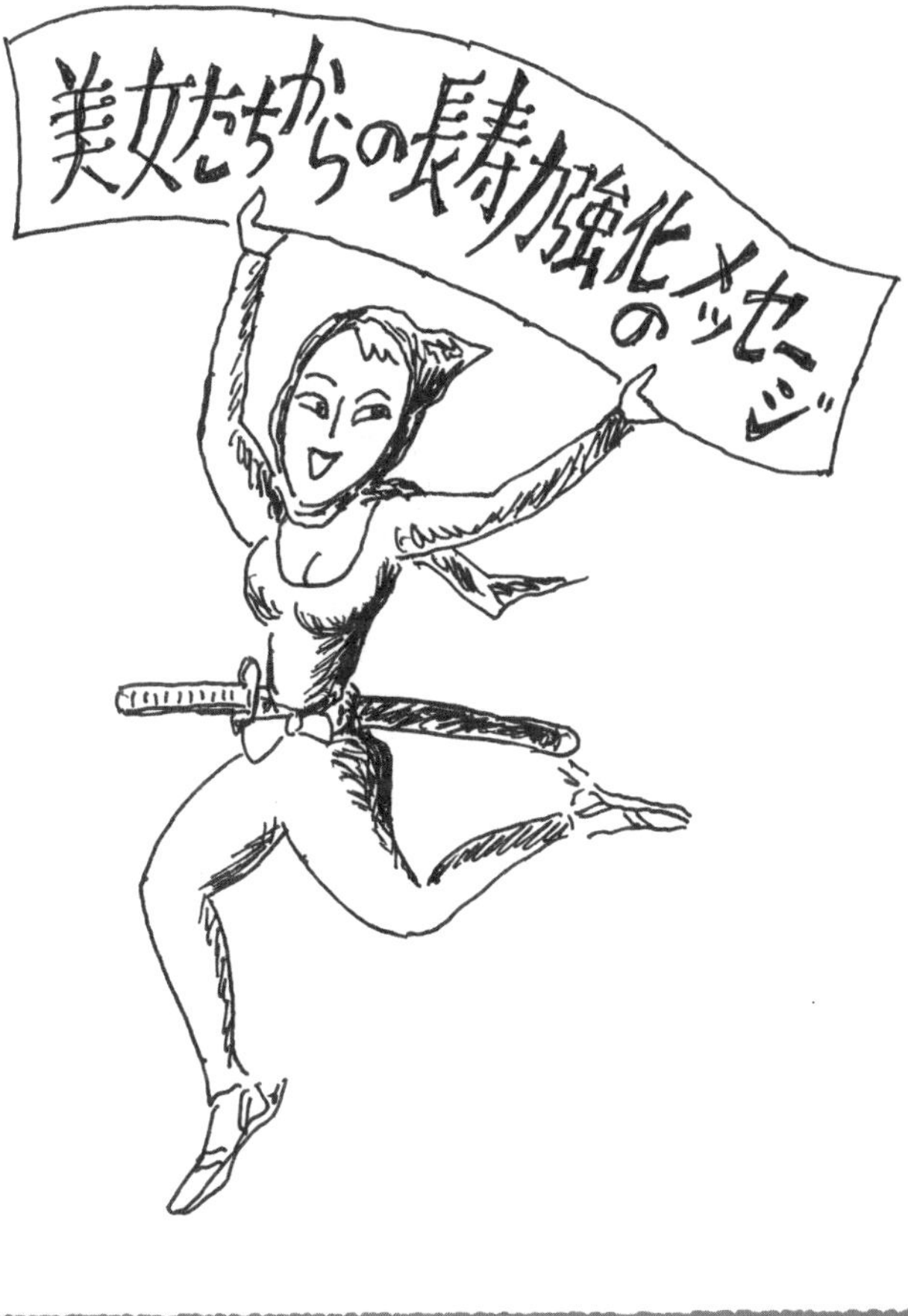

その二「年寄っては駄目よ」・年寄らない長寿法

「若い時の色艶のよいお肌を、あまり失うことなく、笑顔で長生きしたかったら、これを食べなさい」。本書に登場した、美女たちからのメッセージを感じとって下さい。美女たちが本能を働かせて食べていた長寿食は、美容食でもあり、免疫力の強化食でもありました。

美女たちのメッセージは、さらに続きます。高齢の方を、よく「年寄り」と言ったりしますが、美女たちは口を揃えて次のように断言します。

「年寄っては、駄目なのです」

「年寄らないで、若さを保ちながら、長生きしましょう」「もちろん、男性の皆さまも、ご一緒に手をとり合って長生きです」

年をとっても、その年には見えない人がいます。後で、実際の年齢を知って、立ちすくんでしまいます。

若いのです。お肌はもちろん、笑顔も瞳も、髪の毛も、会話も、みんな驚くほど若い。年が寄らないのです。

同年輩でも、若々しく映える方もいる一方で、信じられないほど老け込んでしまった人もいて、驚かされることがあります。

その差こそ、食べ方の差であり、食材選択の差と言ってよいでしょう。古代であろうと、江戸時代、現代であろうと、人は本能的により美味で、健康によい食物をチョイスして食べてきました。食物の選択眼は、男性よりも女性の方がはるかに発達しています。子を産み育て、その家族の食生活をまかなう立場にあるからです。

感染病などが流行した時など、それを防ぐ食材、そして食べ方、病気を治すために役立つ食べ方、不老を実現するための食事法などを、試行錯誤しながら知恵を働かせて来たからです。そのような予防食に対する知恵は、集落から村、町中に広がり、中には郷土食になって残っている物も少なくありません。

その二「免疫力強化ファースト」の時代

食中毒の予防や免疫力を強くするための健康食の代表として、定着しているのが梅干しで、日本人のソウルフードなどとも呼ばれています。

人間は、年齢と共に、少しずつ老化して行きます。体を構成する六〇兆個の細胞が徐々に酸化し、老化を始め、衰え、壊れて行くのです。

時間の経過と共に体に発生する老化現象は止めることは出来ませんが、遅らせることは可能です。本書の美女たちは、老化の先のばしがうまくいった、まさに、不老長寿の成功者なのです。

そのためにも、なるべく深刻な病気、たとえばウイルスなどによる感染症などにかからないようにします。脳や心臓の病気、ガンなども発症しないように用心する必要があります。病気が深刻だと、そこで人生が終わってしまいかねないからです。そのために欠かせないのが、食事に留意して、免疫力の強化を忘れないことです。

新型コロナウイルスが下火になったとしても、第二、第三の未知なるウイルスが地球のどこにでも発生する可能性が非常に高くなって来ています。

二一世紀は地球の温暖化などにより北極の氷が溶け出したり、海面上昇や異常気象がひんぱつし、いつウイルスの人間攻撃がおこるか予測もつきません。なにしろ、「五〇年に一度」の大雨が毎年のように降り、各地で水害が発生する時代なのです。

常に免疫力を忘れずに、「免疫力強化ファースト」の時代になってきました。

その三 今すぐ役立つ若返るための長寿食

本書に登場する美女たちは、深刻な病気にならなかったし、病気になっても早期に治す力が強かったおかげで長生き出来ました。

世界一の長寿記録を持つ、ジャンヌ・カルマンは一二二歳まで長生きしていますが、免疫力が非常に強かった女性だと思います。

美しい長寿者たちの強い免疫力に裏づけされた「長寿食」を御紹介してみましょう。今すぐにでもお役に立つ食べ方です。

①❖「野菜スープ」で疫病を防ぐ長寿効果

野菜スープの不老長寿作用が、国の内外で話題になっています。野菜を中心にキノコや海藻、果物などを一口大に切り、弱火でじっくりと煮込んだスープで、野菜などが持っている栄養成分や機能性物質類を丸ごと取り込む、まさに「薬餌スープ」と言ってもよいでしょう。

日本の味噌汁のルーツが野菜スープで、古代中国の『後漢書倭伝』

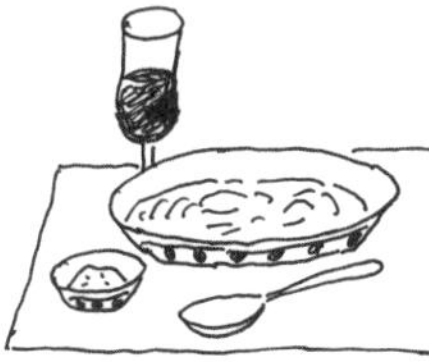

に出てくる当時の日本についての記述の中に「菜茹《さいじょ》」とあり、これが後世の「味噌汁」に進化していきます。

「菜茹」は野菜汁のことで、倭人（古代の日本人）は一年中食べているとあるのです。しかも、同書は「多くは長命で百歳に至る者はなはだ多し」と説明し、野菜汁の長寿効果を記しています。

野菜スープが何故作用が高いかと言うと、材料に豊富に含まれている「ファイトケミカル」が、汁の中に溶け出し免疫力強化にも役立つ「濃縮スープ」になっているからに他なりません。

「ファイトケミカル」というのは、野菜や果物、キノコなどの植物が、紫外線や害虫などの外敵から、身を守るために、自身で作り出す香りや色、辛み、苦み、渋みなどのもとになっている物質で、日本茶のカテキン、大豆のイソフラボン、トマトのリコピン、ブドウのアントシアニンなどがよく知られています。

免疫力を活性化するのはもちろん、優れた抗酸化作用があり、免疫細胞を傷つけたり、ガンなど生活習慣病の大きな原因となる活性酸素を除去する作用もあります。

自然の中には一万種前後のファイトケミカルが存在すると言われ、ポリフェノールやイオウ化合物、カロテン、ビタミンCなどに分けることが出来ます。

長寿効果の高いファイトケミカルの多くは、かたくて頑丈な植物の細胞内にあるため、人間の消化酵素では消化出来ないものが多いのです。

ところが、加熱して野菜スープにすると、細胞壁は簡単にこわれて、ファイトケミカルのほとんどがスープの中に溶け出します。ビタミンCも、その大部分がスープの中に残っています。

免疫力の主役となる白血球は、野菜スープをとり続けることで、その働きが活性化し、免疫力を上げる可能性が高くなると言われています。

パワーの強力な野菜スープ作りのコツは、キャベツ、タマネギ、キノコ、ブロッコリー、ニンジン、カボチャなど多くの材料を使うことです。ファイトケミカルの効果は、材料によってちがい、より多種類を用いることによって、野菜スープの作用も高くなるからです。

ふだんなら捨ててしまうような葉や根や皮なども、いっしょに全部切り揃えて、じっくり一時間前後煮込みます。小皿にとって味見をすると、甘みとコクのある黄金色のスープになっていたら大成功です。

そのまま飲用してもよいですし、カツオ節と昆布、それに味噌を少し入れて「味噌汁タイプ」にしてもいっそう美味になり、昆布とカツオ節の成分もいっしょにとれます。

私の場合は、味噌汁椀にすりおろした山芋を入れ、その上から味噌味の野菜スープを加え、箸で軽くかき混ぜて飲用しています。ハードな仕事が続いた時など、その回復力は高価なスタミナドリンクを二、三本飲んだ位の効果があります。

②❖卵には美しいままで長生きする成分多し

世界の長寿者に共通しているのは、卵嗜好の方々が多いということ。そのよい例がイタリアのエマ・モラノという方で一一七歳で他界していますが、医者のすすめもあって、毎日卵を食べていたことで注目されました（本書でも紹介）。

卵と言うとコレステロールの心配をする方が多いと思いますが、食事によってコレステロールが上がったりしないことが分かっています。それどころか、適量のコレステロールは長寿や美容に重要で、若さを生む細胞やホルモンを作るのに欠かせない成分と言われているのです。

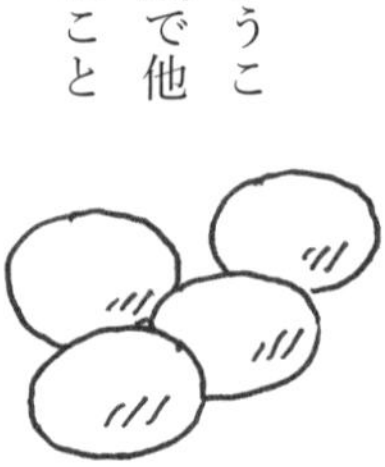

特に卵のタンパク質は良質で、アミノ酸スコアは一〇〇であり満点。タンパク質は人間の体を形成する主成分で、免疫細胞を作っているのもタンパク質です。若々しさを保って、美しさを維持するのもタンパク質であり、重要な長寿食そのもので

もあります。

卵の成分で特に注目されているのが、黄身に多いコリンで、記憶力をよくしたり、学習能力や創造力を高める脳内の神経伝達物・アセチルコリンの原料となるからです。卵には若さを保つビタミンE、さらに免疫力強化の働きをするパントテン酸、眼の老化を防ぐ成分まで含まれています。

これほど優れた長寿作用のある卵の栄養をなるべく損なうことなく摂取するには、黄身が半熟のゆで卵が理想的です。食事のおかずはもちろん、おやつとして食べるのもよいでしょう。

③❖ニンニク食べて、恋せよ老乙女

女でも、男でも、色気と洒落っ気があれば、いくつになっても若々しく、美しく生活できるそうです。

人生をわくわくしながら過ごし、気付いたら一〇〇歳を軽くオーバーしていたわ、ワッハッハ位が一番よいのです。

何とエキサイティングなんでしょう。

時々恋なんかしたりして。気が合ったら、老婚なんかしちゃっ

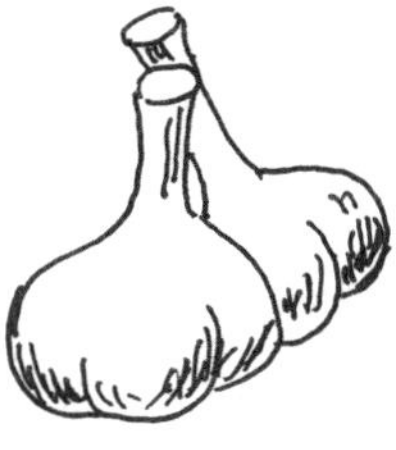

てもいいですね。これが、超高齢化時代の新しい生き方。「アクティブ・シニア（行動的な高齢者の時代）」なのです。「お色気」や「ユーモア」があるということは、健康状態が良好な証拠なのです。

「恋せよ、老乙女」

「恋せよ、美老年」

恋は、体力とスタミナです。

その体力とスタミナをサポートしてくれるのがニンニク。少々臭気がありますが、この場合、我慢してほしい。何よりも恋人同士で食べれば、お互いさまで気になりません。

臭気のもとは、ニンニクに含まれているアリインという成分が、切ったり、刻んだりすることで、アリイナーゼという酵素が活性化しアリシンに変化して、猛烈な臭いを発するようになるためです。

ニンニクは、細かくするほど効果が大になるのは、アリシンが増えるため。アリシンは、強い免疫力強化作用を持ちインフルエンザや風邪などのウイルスの働きを弱め、さらにチフス菌や結核菌などに対しては殺菌効果も期待されています。その上に血管を拡張して、血液のサラサラ効果も発揮します。

ニンニクの臭いの好き嫌いは、人によっても異なりますが、戦中、戦後、まだよい薬の無かった時代、結核病棟の部屋に入ると、ニンニク臭がぷんぷんとしたという記録が残っています。ニンニクを常用することによって、体力をつけ、病気からの回復を待ったのです。

驚くのは、精子の主原料となるアルギニンというアミノ酸がウナギよりも多く含まれているという点。しかも、精子の合成に不可欠な亜鉛も豊富に含まれているのです。臭気さえがまんすれば、ニンニクは最高の強精食ということになります。

ニンニクには免疫機能を高めるビタミンB_6も多く、これが不足するとインフルエンザや風邪を引きやすくなると言われています。調理方法は、ドレッシングやタレに混ぜたり、炒め物、煮物などに加えるのもよいでしょう。アリシンはビタミンB_1の吸収を高めるため、豚肉料理などに用いるのも疲労回復に効果的です。ニンニクを上手に活用して、ビューティフルな人生を実現いたしませんか。

④❖大豆パワーで美しき長寿を引き寄せる

大豆には、女性の健康と美容、長寿、それに生涯現役をサポートする成分が豊富に含まれており、心強い味方と言って

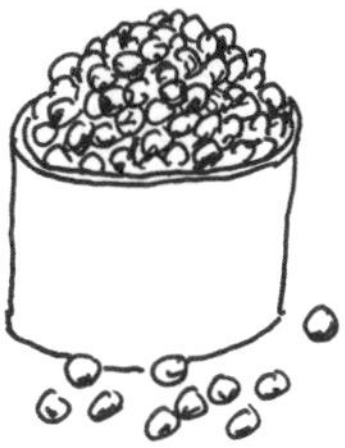

よいでしょう。もちろん、男性の強力な味方であるのは言うまでもありません。

人間の体は爪先から頭のてっぺんまで、髪や骨も含めて、タンパク質の存在しない部分はありません。タンパク質は、命そのものなのです。

驚いたことに、大豆には三五パーセントのタンパク質が含まれています。牛肉で一八パーセント前後、豚肉で二〇パーセント位、マグロの赤身で二六パーセント位のものですから、大豆はまさに「畑の肉」と呼んでよいでしょう。

しかし、大豆がいくら優秀な高タンパク質食品と言っても、毎日食べるとなると飽きてしまいます。そこで、日本人はたくさんの大豆加工品を開発してきました。

煮豆、きな粉から始まって、味噌、納豆、豆腐、油揚げ、凍豆腐、湯葉などです。

今でも和食の店で食事をすると、これらのうちの何種類もの大豆製品が出される筈で、このユニークな食文化が、日本人を世界トップクラスの長寿民族にする上で大きく貢献しています。

大豆には女性ホルモンに似た作用を持つイソフラボンが含まれており、骨や体細胞の老化の進行を遅らせ、お肌のうるおいを保つ働きをすることから、「美人ホルモン」とも呼ばれています。

大豆にはビタミンB群の仲間であるナイアシンも多く、美肌と若返り効果をあげる働きをしています。大豆で注目されるのがレシチンで、血液をサラサラにしたり、記憶力や集中力、創作能力などを高める効果が報告されています。納豆や味噌汁、豆腐などを食べて、大豆の成分をコンスタントに摂って加齢に負けない体と美肌、そして長寿を引き寄せたいものです。

⑤❖老けない魚のナンバーワンはマグロ

脂のよくのった新鮮な魚は、刺身にして味わうのが和食文化の流儀。生だから、その中に含まれている長寿効果の高い成分を、残さずにとることになって、健康にもよいのは言うまでもありません。

脂のよくのった魚というと、何といってもマグロ。クロマグロの脂身の場合、なんと二七・五パーセントが脂身で、タンパク質の二〇・一パーセントよりはるかに多いのです。

日本人は、このトロが大好物で、回転鮨の人気ナンバーワンもトロ。マグロは美味なだけではありません。情報化時代の「頭脳食」としても脚光を浴びているのです。脳の働きとの関連で注目されるのがＤＨＡで、体内で

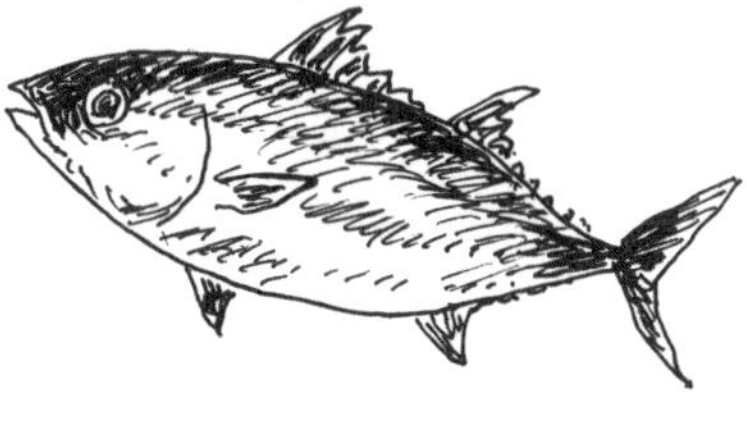

合成することの出来ない必須脂肪酸。したがって、脳の回転をハイレベルなものにするためには、食物を通して、コンスタントに摂る必要があります。魚の中でもトップクラスにＤＨＡが含まれているのがマグロなのです。

ＤＨＡは、脳の神経細胞に非常に多く含まれていて、情報の伝達機能を担っています。不足すると、脳の情報伝達がうまくいかなくなり、記憶能力や判断能力などがダウンしてしまいます。

歳をとるにつれて、脳の中のＤＨＡが減っていくことが判明しており、マグロなどの魚食でこの成分を補給すれば、加齢による脳の機能低下だけではなく、認知症の予防にも役立つとして期待されています。

老化の始まりは、脳からと言われる通りで、脳の機能の若々しさを保つことが、見た目の若さには非常に重要です。

体の若さを維持する上で血液のスムーズな流れは重要ですが、その血液のサラサラ効果で注目のＥＰＡもたっぷり。ＤＨＡと同じように必須脂肪酸で、血液が凝固するのを抑える働きがあり、血液中の中性脂肪などを減らして血行をよくし、お肌の若さを維持してくれます。脳を活性化させて物忘れを防ぐＤＨＡに対して、ＥＰＡは血液をサラサラにして、美しいお肌を再生する作用があると言ってよいでしょう。マグロのトロには、細胞の若さを保って老化を防ぐビタミンEや、粘膜の抵抗力を強化して生殖能力を高めるビタミンAも豊富に含まれています。また、インフルエンザなどの感染症に対する免疫力を強化する上で欠かせないビタミンDも豊富に含まれています。

⑥❖神々はリンゴを食べて永遠の命

「一日に一個のリンゴは、医師と薬を遠ざける」。これは、イギリスに古くから伝わることわざで、「リンゴが赤くなると、医師は青くなる」と言う場合もあります。まさに、食物による健康管理の知恵です。

北欧には、「神々は永遠の青春をもたらすリンゴを食べて、不老不死を得た」と言う伝説があります。万能の神々は、リンゴの長寿効果をよく知っていて、永遠の命を得ていたのです。

原産地は、長寿者の多い地域として、よく知られているコーカサス地方で、リンゴはバラ科の植物。そのためでしょうか、とてもさわやかで、甘い香りを持っています。

栽培化は古く、四〇〇〇年前には、すでに作られていた痕跡

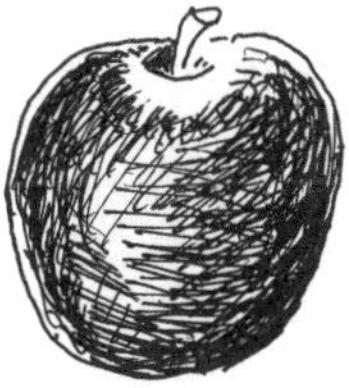

が発見されているそうです。ヨーロッパでは、今でも庭にリンゴの木を植えている家庭が多いと言われ、健康に役立つことを知っていたからに他なりません。イギリスのニュートンは、枝から落下するリンゴを見て、万有引力の原理を発見しています。

漢字で書くと「林檎」で、これは鳥がよろこんで集まる木という意味になるそうです。リンゴが赤く色づいて、甘みを増す頃になると、鳥が海を渡ってやって来る、その季節になると、悪性の風邪が流行するから用心しなさいと、昔の人は健康管理に気配りをしました。

悪性の風邪は、現在でいったらインフルエンザで、江戸時代にも何回も流行して当時の人たちは苦しめられています。

江戸時代の『本朝食鑑』に「林檎」があり「味はあま酸っぱい」と説明していますが、小粒だったようで、現在のように大型で味のよいリンゴが作られるようになったのは、明治の初期に欧米の苗木が輸入されるようになってからです。

リンゴのさわやかな酸味は、リンゴ酸やクエン酸で、体にたまった疲労を癒す効果が期待できます。アップルペクチンという水溶性の食物繊維も豊富で、腸内の善玉菌を増やしたり、排便を促す働きをもっています。

リンゴの赤い色素は、このところ注目されているアントシアニンで、優れた抗酸化作用があり、お肌のシワやシミ、あるいは体細胞そのものの老化を防ぐ上で効果があると言われています。

アントシアニンは皮の部分に多く、よく洗って皮ごと食べるのがベスト。皮をむいて食べる場合でも、皮を紅茶に入れるなどして、折角のアントシアニンを活用したいものです。カリウムも多く、血圧の安定に役立ちます。

⑦❖鶏の胸肉を上手に食べて若返る

「花の生涯現役」をエンジョイするための近道は、体と表情の若さを保つこと。

「女性の若さと美しさはコラーゲンよ」

「男性の若さもコラーゲンです」

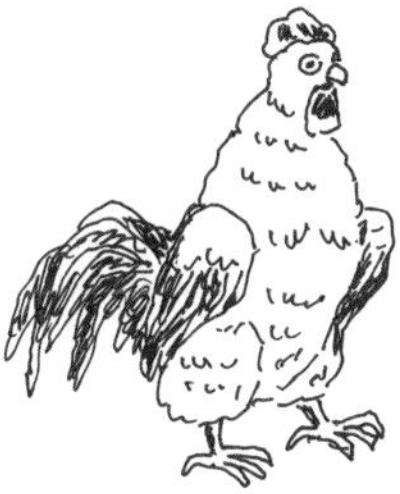

体内のコラーゲンこそ、若さを維持して長生きするための大切な成分。コラーゲンは、体内タンパク質の約三〇パーセントを占め、細胞や組織をつなぎ合わせる接着剤の役割をし、体の形成や機能の正常化に欠かせません。不足すると、肌にたるみが出来て、みずみずしさが失われ、老化も進んでしまいます。骨を丈夫にしたり、目の疲労を防ぐなど、重要な働きもしているのです。

老けない最強の肉として人気なのが鶏の皮つきの胸肉。胸肉は高タンパク質で低脂肪の上にカルノシンなどの抗酸化成分が多く、体の酸化を防いで、老化を遠ざける作用があります。皮つきの胸肉には、タンパク質と共に若返りに必須のコラーゲンやその材料となるアミノ酸もたっぷり含まれており、生涯現役人生には、理想的な肉と言ってよいでしょう。

フライパンにオリーブ油を少量たらして皮目を下にし、弱火でじっくり焼くと、コラーゲンが肉の中に残ります。醬油を数滴かけ、からめて出来上がり。野菜を添えて、盛りつけると、なかなかの美味です。

チキンスープも不老長寿に役立ちます。深鍋に胸肉のぶつ切りと手羽肉、それにニンニク、ショウガ、タマネギ、長ネギ、シイタケなどを入れ、水をたっぷり注ぎ、日本酒も少量加え、弱火にかけ、アクを除きながら一時間半ほど煮て出来上がり。そのままでも美味ですが、塩、コショウで調味するといっそう味が引き立ちます。

⑧❖梅干し・おばあちゃんの活用法に学ぶ

「朝茶に梅干し医者いらず」ということわざがあります。人生の達人であるおばあちゃんの知恵で、朝ごはんには梅干

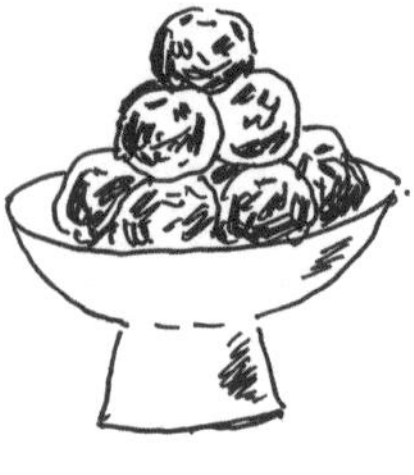

しとお茶は欠かせない大切なものという意味。

梅干しを軽く焼いて身をほぐし、お茶碗に入れ、熱々の番茶などをゆっくりと注ぎ、フーフー吹きさましながら、ひと口、ふた口と楽しみます。すると体の底から生命の力が湧き上がって、「今日も一日人生を楽しむわよ〜」と気合が入るのです。江戸時代のおばあちゃん達も、「朝茶に梅干し」を実行しながらゆうゆうと長生きしています。

朝茶がすんだら、ニコニコと幸せホルモンのセロトニンが脳内に満たされたようないい表情で、朝ごはんが始まります。炊き立ての、ほかほかご飯の甘みを梅干しの酸味が引き立てます。梅干しを軽く焼くと、ムメフラールという血栓を防いだり、毛細血管の血流をよくする成分が生成され、老化防止にも期待されているのです。

しかも、梅干しを漬ける時に使う赤ジソの葉の赤い色素成分は抗酸化成分のポリフェノールでアンチエイジングに役に立ちます。朝食の前に梅干しを食べることによって、唾液の量を増やして口中をうるおし、食事をとりやすくしてくれます。唾液には消化酵素やパロチンといった老化を防ぐホルモン、活性酸素や発ガン物質などを除去する成分まで含まれているのです。

このように見てきますと、梅干しには殺菌や血行促進、若返り、唾液の分泌促進、免疫力の強化といった多彩な効果のある歴史的な健康食であることが理解できます。

あとがき

あとがき、そしてお願い

人間の体は、つまるところ、日々の食物に含まれている栄養成分の変化物体であることを、美女たちは本能的に知っていたような気がします。食膳にのせる食物で、健康の質も、若さも長寿も決まって行く。もちろん、疫病などを予防する力や治す力も同じで、食物によってその強弱は変わります。

日本の歴史を見ますと、実にひんぱんに疫病が流行し、天災や飢饉が発生していいます。特にウイルスによる流行病などがおこった時、免疫力や治癒力を高めるために、用いられていた特殊な食物がありました。今こそ、それらの食物に注目し、日本人の知恵を学習する時ではないでしょうか。

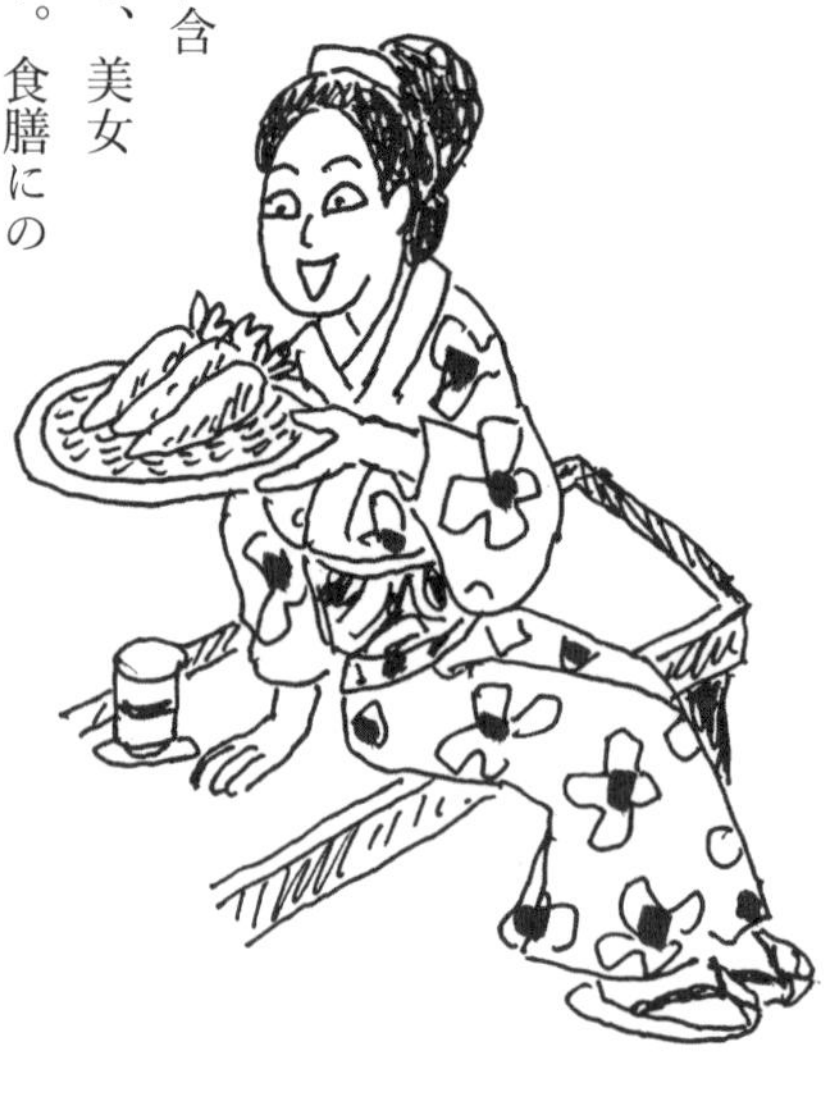

本書に続き、現在、ウイルスなどに対する免疫力の強化食を中心にして、「コロナ時代の長寿食（仮）」を執筆中です。ご期待いただけると幸いです。

流行病に対する予防などに歴史的に役立ってきた食物中心の事典となる予定です。インフルエンザや風邪、新型コロナウイルスなどで不安でしょうが、免疫力の強化法を歴史に学びながら、人生一〇〇年時代の〝先頭ランナー〟になりましょう。

ありがとうございました。

令和二（二〇二〇）年　秋

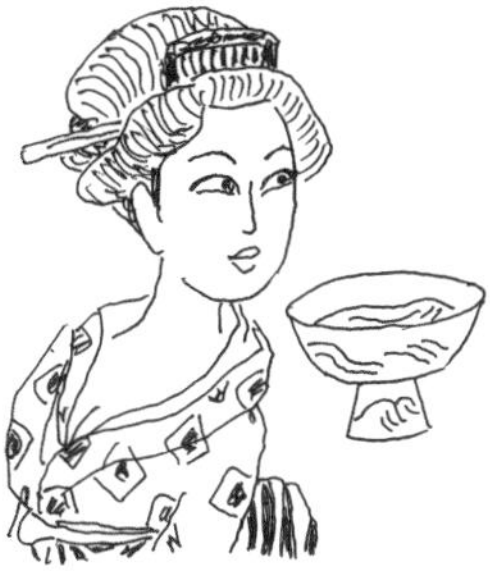

永山久夫

食文化史研究家　日本人の長寿食研究会　会長

＊主要参考文献

『魏志倭人伝・後漢書倭伝・宋書倭国伝・隋書倭国伝』（中国正史日本伝⑴）陳寿撰　石原道博編訳　岩波文庫　一九五一
『新訂古事記・付現代語訳』武田祐吉訳注　中村啓信補訂・解説　角川文庫　角川書店　一九七七
『口訳万葉集』（全）折口信夫訳　日本古典文庫　河出書房新社　一九七六
『最新縄文学の世界』小林達雄編著　朝日新聞社　一九九五
『縄文人・弥生人101の謎』山岸良二著　新人物往来社　一九九七
『たべもの超古代史』永山久夫著　河出文庫　河出書房新社　一九九七
『たべもの古代史』永山久夫著　河出文庫　河出書房新社　一九八四
『日本古代食事典』永山久夫著　東洋書林　一九九八
『枕草子』清少納言著　松尾聰　永井和子校注訳　小学館　一九七四
『和泉式部集全釈・続集篇』佐伯梅友　村上治　小松登美編　笠間書院　一九六〇
『玉造小町子壮衰書（小野小町物語）』作者不詳　栃尾武校注　岩波文庫　岩波書店　一九九四
『平家物語』（全）作者は信濃前司行長が有力　佐藤謙三校注　角川文庫　角川書店　一九五九
『徒然草』吉田兼好著　安良岡康作訳注　旺文社文庫　旺文社　一九七一
『名将言行録』（全）岡谷繁実著　岩波文庫　岩波書店　一九四三―四四
『雑兵物語・おあむ物語』（附　おきく物語）中村通夫　湯沢幸吉郎校訂　岩波文庫　岩波書店　一九四三
『戦国の食術』永山久夫著　学研新書　学研マーケティング　二〇一一
『たべもの江戸史』永山久夫著　河出文庫　河出書房新社　一九九六

＊主要参考文献

『江戸繁昌記』（全）　寺門静軒著　竹谷長二郎訳　教育社新書　教育社　一九八〇
『江戸川柳飲食事典』　渡辺信一郎著　東京堂出版　一九八三
『近世風俗事典』　喜多川守貞著　江馬務　西岡虎之助　浜田義一郎監修　人物往来社　一九六七
『明治・大正・昭和世相史』　加藤秀俊　加太こうじ　岩崎爾郎　後藤総一郎著　社会思想社　一九六七
『日本史女性一〇〇選』　杉本苑子監修　秋田書店　一九七五
『誰も書かなかった日本史「その後」の謎』　雑学総研著　中経の文庫　ＫＡＤＯＫＡＷＡ　二〇一五
『日本史「謎の人物」の意外な正体』　中江克己著　ＰＨＰ文庫　ＰＨＰ研究所　一九九九
『歴史をさわがせた女たち』（日本篇）　永井路子著　文春文庫　文藝春秋　二〇〇九
『文人悪食』　嵐山光三郎著　マガジンハウス　一九九七
『晩年長寿の達人たち（生涯現役の秘訣）』　山本光編集　新人物往来社　二〇〇七
『老けない最強食』　笹井恵里子著　文春ムック　文藝春秋　二〇一九
『「和の食」全史』　永山久夫著　河出書房新社　二〇一七
『日本長寿食事典』　永山久夫著　悠書館　二〇一九

その他にも多くの文献、新聞や雑誌、インターネット情報、データなどを参考にさせていただきました。

厚く御礼申し上げます。

著者

永山久夫（ながやま・ひさお）

食文化史研究家。日本人の長寿食研究会会長。

1932年（昭和7年）福島県生まれ。古代から昭和時代の食事復元研究の第一人者。長寿食の研究でも知られ、海外からのマスコミ取材も多い。テレビ出演も多く、最近ではNHKの「チコちゃんに叱られる」や「突撃！カネオくん」や日本テレビの「シューイチ」など多数に出演。平成30年度文化庁長官表彰（和食文化研究）を受ける。

主な著書に『万葉びとの長寿食』（講談社）『なぜ和食は世界一なのか』（朝日新聞出版）『長寿村の100歳食』（角川学芸出版）『武将メシ』（宝島社）『「和の食」全史』（河出書房新社）など多数。長寿食をテーマにした講演、テレビ出演が増えている。

美女《びじょ》が長寿食《ちょうじゅしょく》を好《この》む理由《わけ》

二〇二〇年十一月三〇日　初版第一刷　発行

著者　永山久夫
発行者　伊藤良則
発行所　株式会社　春陽堂書店
〒104-0061
東京都中央区銀座3-10-9　KEC銀座ビル
電話　03-6264-0855(代)
デザイン　尾崎閑也（鷺草デザイン事務所）
印刷・製本　ラン印刷社

ISBN978-4-394-90379-5 C0077